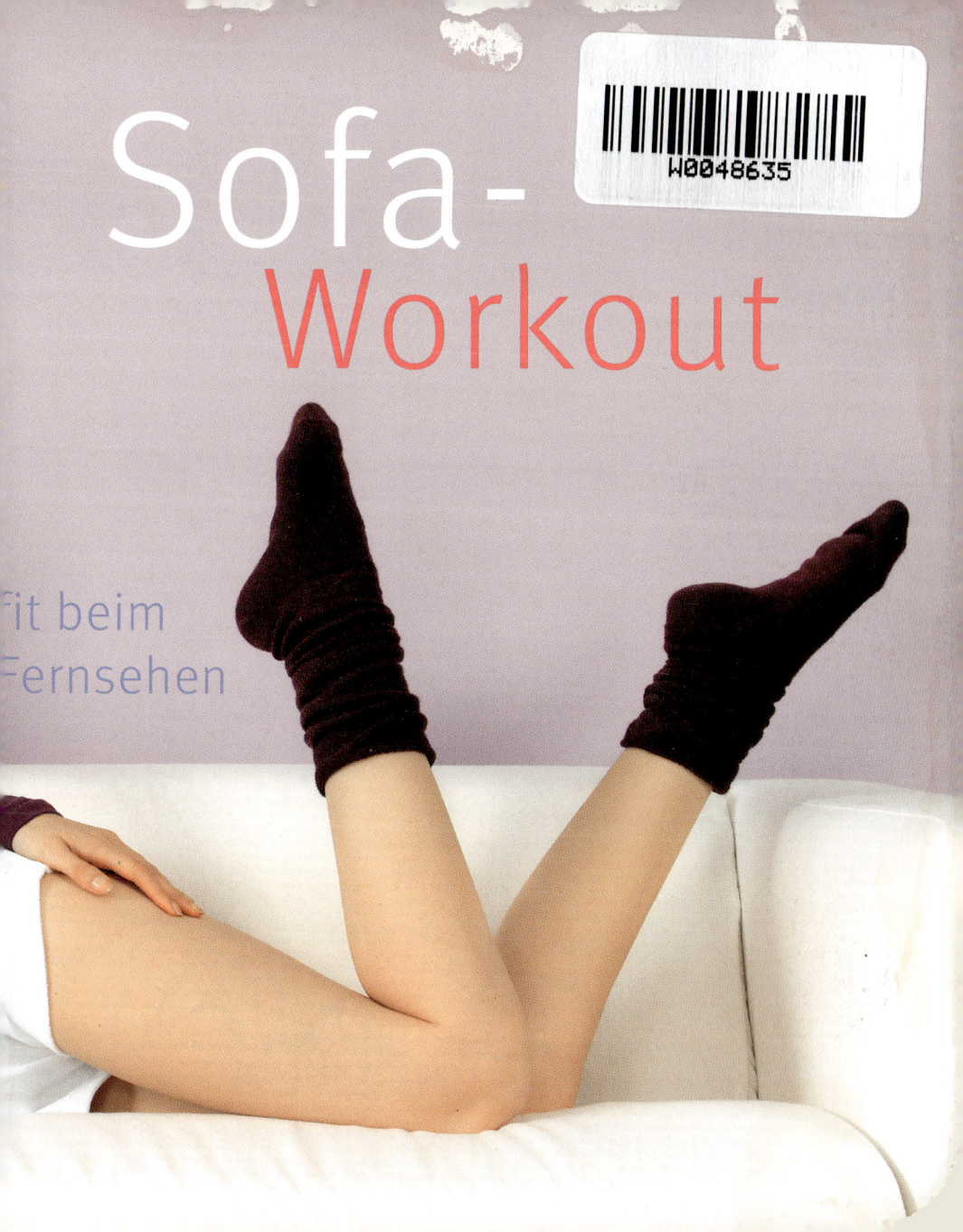

Sofa-

Workout

fit beim
Fernsehen

Wünschen Sie sich mehr Energie? Neuen Schwung und eine bessere Kondition? Mit unserem Sofa-Workout kommen auch absolute Sportmuffel wieder in Form, sogar ganz bequem vor dem Fernseher! Die Übungen sind gar nicht schwer. Und das Beste: Für einen guten Start müssen Sie nicht einmal aufstehen!

Werbung

Action

Vorspann

Nachspann

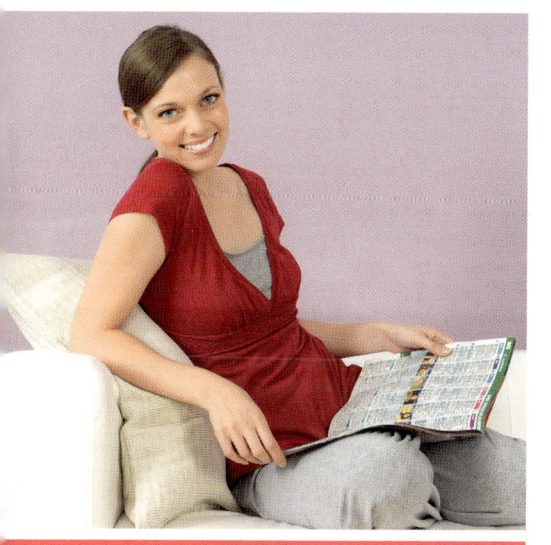

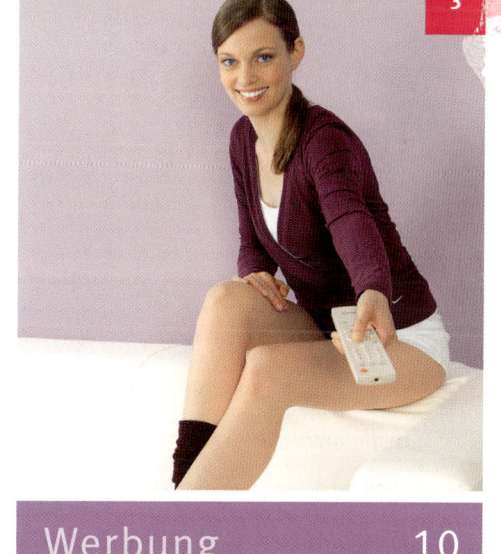

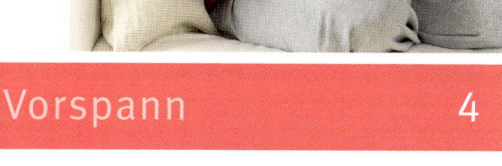
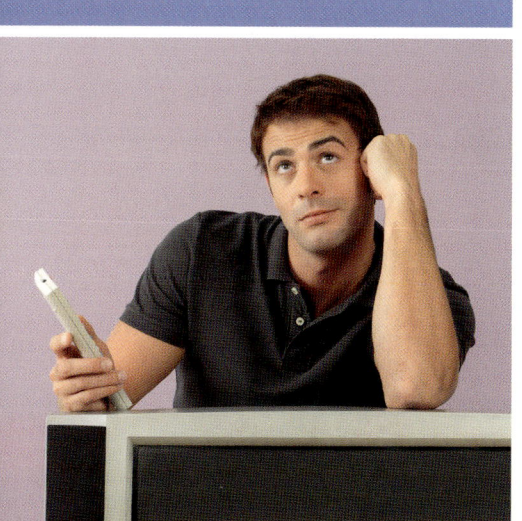

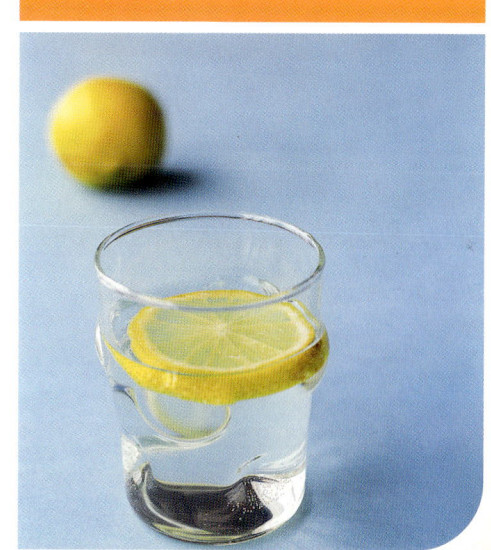

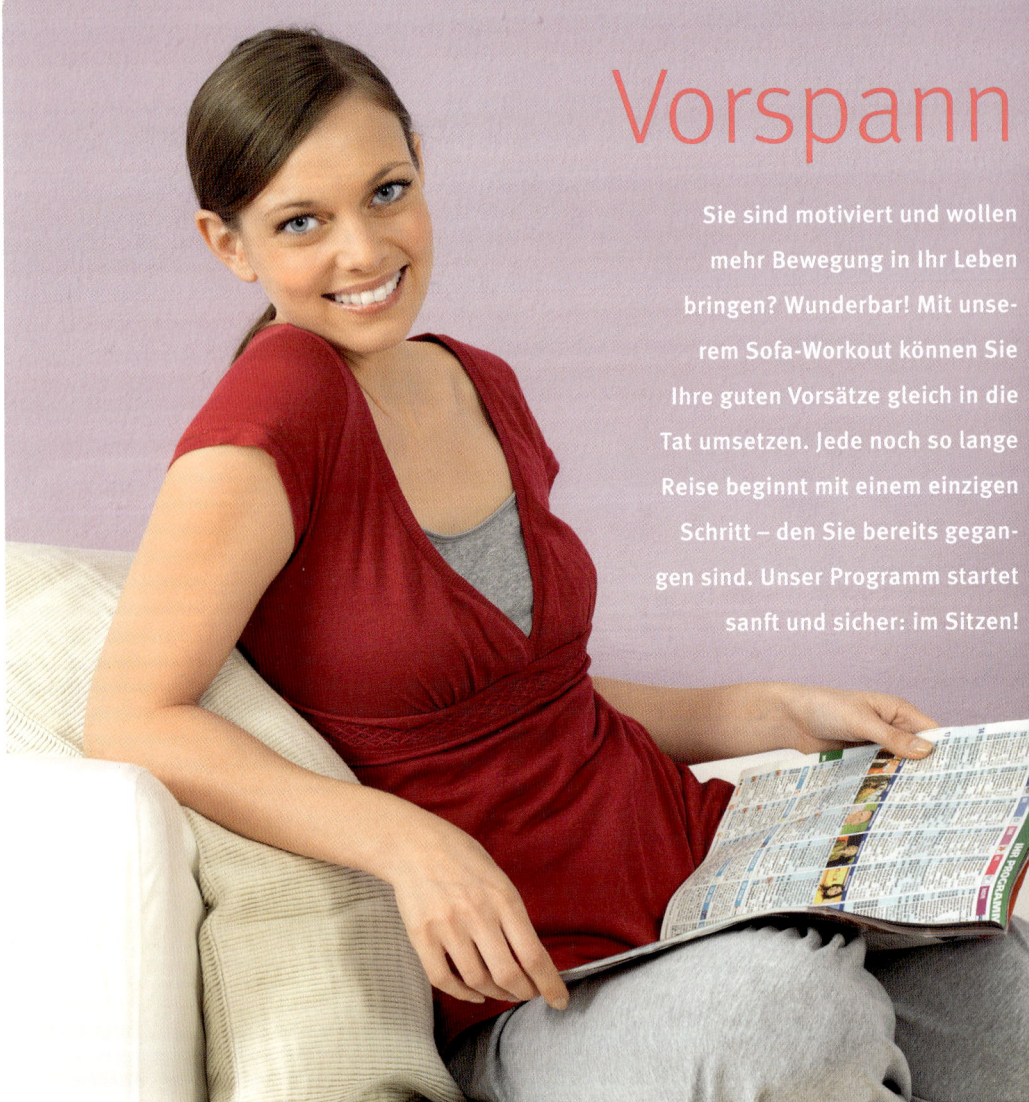

Vorspann

Sie sind motiviert und wollen mehr Bewegung in Ihr Leben bringen? Wunderbar! Mit unserem Sofa-Workout können Sie Ihre guten Vorsätze gleich in die Tat umsetzen. Jede noch so lange Reise beginnt mit einem einzigen Schritt – den Sie bereits gegangen sind. Unser Programm startet sanft und sicher: im Sitzen!

BEWEGUNG TUT GUT

Auch wir sind für die Bewegung geschaffen. Denn sie entspricht unserer Natur: Tausende von Jahren lebten wir in Wald und Savanne, mussten uns strecken und nach oben greifen oder gar hinaufklettern, wenn eine Frucht zu hoch hing. Wir mussten uns bücken, um etwas aufzulesen, um zu pflanzen oder die Setzlinge zu hegen. Bei der Jagd trabten unsere Vorfahren kilometerweit durch den Wald. Sie spannten den Bogen, rannten wieder, auch auf der Flucht ...

Heute haben wir das alles nicht mehr nötig. Wer nicht möchte, muss sich kaum mehr bewegen: höchstens noch zur Tür, um dem Pizzaboten oder Lieferanten zu öffnen. Jede Art der körperlichen Anstrengung wird vermieden. Selbst das Garagentor öffnet sich bei den meisten inzwischen auf Knopfdruck. Wir heben uns von einer Sitzgelegenheit zur nächsten: vom Frühstückstisch zum Autositz, vom Bürosessel zum Kantinenplatz. Und abends lassen wir uns alle gerne aufs Sofa sinken – hoch die Beine – und entspannen. Die Fernbedienung erspart uns selbst das Aufstehen, um die Programme zu wechseln.

Schmerzhafte Rache

Dummerweise ist unser Körper altmodisch: Er besteht auf Bewegung. Wer sich zu wenig bewegt, wird matt und müde. Die Gelenke rosten ein und die Muskulatur bildet sich allmählich zurück. Wozu sollte sie sich bereithalten, wenn sie nie beansprucht wird? Rückenschmerzen und ein verspannter Nacken sind Allerweltsleiden von uns Sitzmenschen. Auch Kopfschmerzen oder leichte Depressionen können durch Bewegungsmangel entstehen. Der Stoffwechsel erlahmt, die Verdauung gerät ins Stocken. Die Liste der Leiden ist lang ... Glücklicherweise verzeiht unser Körper aber auch viel. Und ist stets bereit, sich beim leisesten Trainingsanreiz wieder anzupassen und kräftiger zu werden. Also: Nichts wie los und mitmachen bei unserem Sofa-Workout!

PROGRAMM-
VORSCHAU

› Im ersten Teil des Buches lernen Sie viele **einfache Übungen** kennen, die Sie im Sitzen oder Liegen ausführen können. Nicht nur zu Hause auf dem Sofa, sondern auch in Bus oder Bahn, manche sogar im Auto. Ziel ist es, **sanft wieder in Bewegung zu kommen.**

› Im Kapitel »Action« geht es intensiver zur Sache. Mit diesen Übungen **stärken Sie Ihre Muskeln,** um wieder in Form zu kommen.

› Im »Nachspann« singen wir ein Loblied auf das **reine feine Wasser** – und stellen leichte Häppchen vor, die nicht nur vor dem Fernseher gut schmecken.

ZURÜCK ZUR FORM

Sind Sie Krimi-Fan? Da gibt's für ein bis zwei Stunden Spannung pur. Spannung im Alltag haben die meisten von uns jedoch eher zu viel: in Form von beruflichem oder auch privatem Stress. Weniger im Sinn von bewusster Muskelspannung. Die müssen wir schon selbst herstellen. Wir müssen die Muskulatur anspannen, um anschließend loslassen und – ganz wichtig! – entspannen zu können. Denken Sie mal an positive Sporterlebnisse aus Ihrer Vergangenheit: Haben Sie sich nach einem Tennismatch, einer Aerobic-Stunde oder auch einem langen Spaziergang einmal so richtig locker und wohlig müde gefühlt? Und in der folgenden Nacht prima geschlafen? Mit unserem Sofa-Workout werden Sie dieses gute Gefühl wieder entdecken und erstaunt feststellen, dass Bewegung nicht nur lästige Pflicht ist, sondern auch Spaß machen kann.

Etwas Geduld

Sicherlich sind Sie nicht von heute auf morgen zum Bewegungsmuffel geworden. Eher hat sich der Schlendrian nach und nach eingeschlichen. Vielleicht haben Sie bemerkt, dass Sie beim Treppensteigen schneller außer Puste geraten. Oder dass Ihnen das Tragen eines Getränkekastens schwer fällt – haben Sie das früher nicht locker bewältigt? Oder hat Sie vielleicht der morgendliche Blick in den Spiegel erschüttert: Ist Ihre Figur ein wenig verrutscht? Rund und weich um Bauch und Hüften, schlapp an Armen und Oberschen-

keln? – Was auch immer Sie motiviert, etwas mehr Bewegung in Ihr Leben zu bringen, hier sind Sie richtig.

Nun dürfen Sie aber keine Wunder erwarten: Ein Kugelbauch entsteht nicht von einem Tag auf den andern. Ein flacher Waschbrettbauch auch nicht. Aber mit etwas Geduld finden Sie schon wieder zur alten Form zurück. Nutzen Sie die nächste Werbepause für die ersten Übungen (ab Seite 7)! Und stellen Sie fest, wie gut es Ihnen anschließend geht!

Gute Laune

Das Wunderbare an der Bewegung ist, dass sie auf vielen Ebenen positiv wirkt. Beispielsweise, indem sie für eine bessere Durchblutung sorgt. Wir atmen intensiver und nehmen mehr Sauerstoff auf. Jede Körperzelle wird dadurch mit einem Plus an Energie versorgt. Für unser Gehirn wirkt das wie ein Frischekick. Waren wir vorher müde und schlaff, sind wir nach einer Runde Spazierengehen oder Gymnastik wieder unternehmungslustig. Wer leicht fröstelt, wird durch die Bewegung wohlig warm.

Auch Verspannungen lösen sich durch Bewegung, eine einseitige Körperhaltung wird korrigiert. Unser Gangbild wird wieder harmonischer. Ausreichend Bewegung sorgt dafür, dass wir nicht krumm und schief werden, sondern aufrecht durchs Leben gehen.

Und nicht nur das. Auch gute Laune ist garantiert. Denn es ist immer ein gutes Gefühl, sich aufgerafft und etwas erreicht zu haben. Sie werden das sofort spüren. Einzige Voraussetzung: Sie müssen mitmachen.

Aktives Sitzen

Haben Sie einen Bürojob? Oder sitzen Sie den halben Tag im Supermarkt an der Kasse? Wenn es sich schon nicht verhindern lässt, dass wir viel sitzen, so sollten wir zumindest damit beginnen, »aktiv« zu sitzen. Das heißt: Wechseln Sie häufig die Sitzposition. Bewegen Sie sich, so oft Sie können. Und so vielfältig wie möglich. Das beugt schmerzhaften Nacken- und Schulterverspannungen vor und hält außerdem den Rücken gesund. Und was ist am Abend auf dem Sofa? Auch dort ist Bewegung erlaubt!

Rundherum

→ Starten Sie jetzt gleich: Setzen Sie sich aufrecht vorne auf die Sofakante. Stellen Sie die Füße etwa hüftbreit nebeneinander und verteilen Sie das Gewicht gleichmäßig auf beide Sitzbeinhöcker und auf die beiden Füße. Um die richtige Haltung zu finden, können Sie das Becken einige Male vor- und zurückrol-

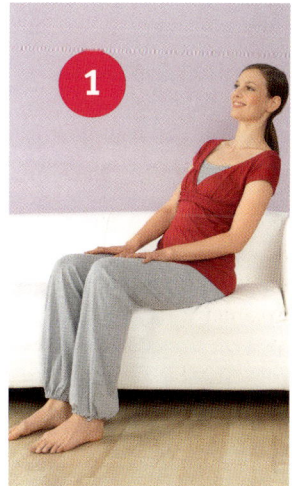
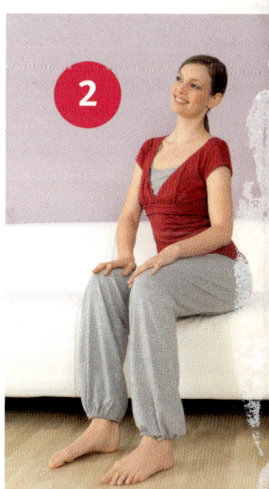

len, dadurch lassen sich die Sitzbeinhöcker noch besser wahrnehmen.

❶ Lehnen Sie sich einmal so weit nach vorne wie möglich. Dann gaaanz weit nach hinten.

❷ Nun nach rechts lehnen, die linke Seite des Pos hebt dabei ein wenig ab. Und nach links, jetzt gewinnt die rechte Seite des Pos an Luft.

→ Zum Abschluss kreisen Sie mit dem Oberkörper einige Male rechts herum und einige Male links herum. Spüren Sie, wie dabei neuer Schwung in Ihr Becken kommt? Und Bewegung in Ihre Wirbelsäule?

→ Lassen Sie zum Kontrast die Bewegung auch einmal von Ihrem Becken ausgehen: Kreisen Sie das Becken, und halten Sie Kopf und Schultern möglichst aufrecht. Versuchen Sie die Bewegungen weich und rund werden zu lassen. Hula-Hoop im Sitzen sozusagen.

SPORTLICHE STÜHLE

Moderne Bürostühle unterstützen die **neue Beweglichkeit:** Die Lehne geht zurück, wenn Sie sich nach hinten lehnen, die Sitzfläche kippt leicht nach vorne, wenn Sie sich vorbeugen. Probieren Sie's aus, und bringen Sie **Ihren Stuhl in Schwung!**

Mini-Pausen nutzen

Selbst sportliche Menschen haben nicht immer gleich viel Zeit. In Phasen besonderer beruflicher Belastung bleibt das Training oft auf der Strecke – die Zeit ist zu knapp, um zu laufen oder ins Fitness-Studio zu gehen. Manchmal fehlt auch einfach der nötige Elan, etwa wenn Sie als junge Mutter durch Familie und Kinder schon genug eingespannt sind. Haben Sie zusätzlich einen anstrengenden Job, ist sowieso täglich ein Spagat erforderlich. Leider nur im übertragenen Sinn: Für eigene Beweglichkeitsübungen bleibt meist kein Raum mehr.

Doch Fitness ist nicht konservierbar – leider. Sogar Leistungssportler werden zu Couch-Potatos, wenn sie den Sport länger vernachlässigen. Deshalb: Sorgen Sie für einen bewegten Alltag! Um in Schwung zu bleiben oder wieder in Schwung zu kommen. Unser Sofa-Workout hilft Ihnen dabei.

Für Mütter und Manager

Also ran! Es gilt, auch kleinste Pausen zu nutzen. Für sich selbst. Diesen Egoismus sollten Sie sich ab sofort gönnen. Denn letztlich möchte jeder leistungsfähig bleiben und möglichst schmerzfrei leben, ob Manager oder Mutter oder beides in einer Person.
Aber halt! Sitzen Sie auch richtig? Mit der folgenden Übung erlernen Sie einfach und schnell die richtige Sitzhaltung.

Krawattentrick für Couch-Potatos

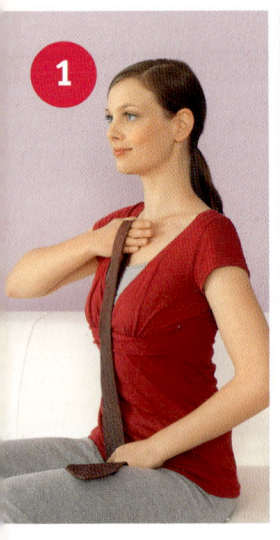
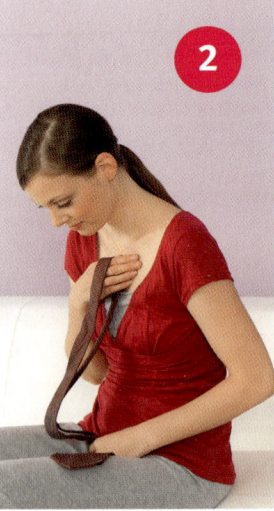

❶ Nehmen Sie eine Krawatte oder eine dicke Schnur und halten Sie diese senkrecht vor Ihren aufgerichteten Oberkörper. Das obere Ende am Brustbein, das untere am Schambein. Nutzen Sie so viel Krawatte wie möglich – ohne dabei ins Hohlkreuz zu fallen.
❷ Halten Sie die Hände an diesen Punkten und lassen Sie den Oberkörper nun zusammensinken. Die Krawatte wirft jetzt einen kleinen Bogen.
➜ Wieder aufrichten: Sie ist gestreckt.
➜ Das Gewicht ruht in dieser Sitzhaltung eher etwas vor dem Schambein als dahinter. Die Füße sind hüftbreit aufgestellt und stehen stabil auf dem Boden.
Wichtig: Dies ist die korrekte Ausgangshaltung, mit der wir viele Übungen starten.

Frische Beine

Und schon geht's weiter mit der nächsten kleinen, aber wirkungsvollen Übung, mit der Sie die sogenannte Venenpumpe in Schwung bringen. Durch das wechselseitige Anspannen und Entspannen der Beinmuskulatur fließt das Blut in den Venen leichter zum Herzen zurück. Das beugt nicht nur müden und geschwollenen Beinen vor, sondern hilft sogar gegen Thrombosen.

➜ Verändern Sie wieder Ihre Sitzhaltung. Rutschen Sie bis zur Sofakante vor, und setzen Sie sich aufrecht hin. Stellen Sie die Füße etwa hüftbreit nebeneinander, und verteilen Sie das Gewicht gleichmäßig auf die vier Punkte: die beiden Sitzbeinhöcker und die beiden Füße.

❶ Wenn Sie diese Position gefunden haben, wippen Sie mit den Füßen: Beide Füße auf die Fersen rollen und die Zehen abheben.

❷ Dann die Fersen abheben und auf den Ballen landen.

➜ Wechseln Sie das Tempo: Starten Sie langsam und bewusst, dann werden Sie ein wenig schneller und noch schneller. Und wenn Sie

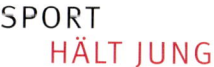

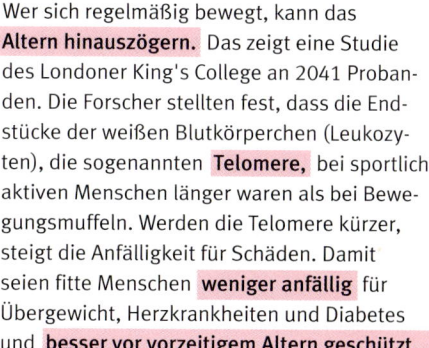

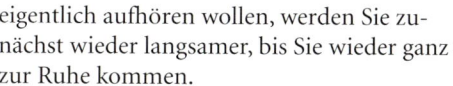

SPORT
HÄLT JUNG

Wer sich regelmäßig bewegt, kann das **Altern hinauszögern.** Das zeigt eine Studie des Londoner King's College an 2041 Probanden. Die Forscher stellten fest, dass die Endstücke der weißen Blutkörperchen (Leukozyten), die sogenannten **Telomere,** bei sportlich aktiven Menschen länger waren als bei Bewegungsmuffeln. Werden die Telomere kürzer, steigt die Anfälligkeit für Schäden. Damit seien fitte Menschen **weniger anfällig** für Übergewicht, Herzkrankheiten und Diabetes und **besser vor vorzeitigem Altern geschützt.**

eigentlich aufhören wollen, werden Sie zunächst wieder langsamer, bis Sie wieder ganz zur Ruhe kommen.

➜ Spüren Sie noch einmal die vier Punkte, mit denen Ihr Gewicht auf Sessel und Boden lastet.

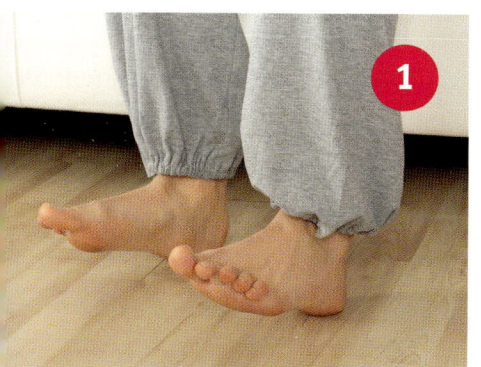

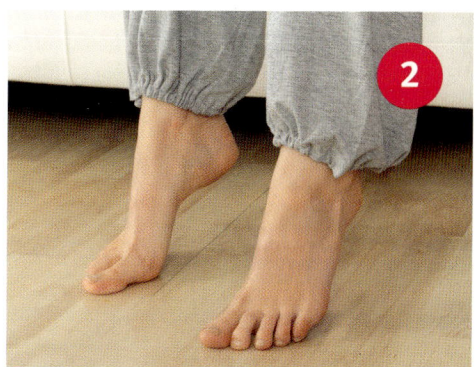

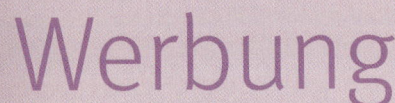

Werbung

»Was halten Sie von Sport?« – »Ja,
den sehe ich gerne!« Wenn sich Ihr
sportliches Engagement bislang auf
das Anschalten von Sportschau und
Aktuellem Sportstudio beschränkt
hat, sind Sie hier goldrichtig. Bleiben Sie einfach auf dem Sofa sitzen. Aber nutzen Sie die nächste
Werbepause doch einmal für einen
kleinen Bewegungshappen!

ABENDS HALB ZEHN
IN DEUTSCHLAND

Mit diesen Einsteiger-Übungen werden Sie beweglicher. Und Sie lernen Ihren Körper besser kennen: Sie fühlen, an welchen Stellen zu viel Spannung sitzt und wo ein wenig Dehnung guttun würde.

Gehen Sie vor allem bei den ersten Übungen ab Seite 12 behutsam vor. Ziehen oder schieben Sie niemals im Hau-Ruck-Verfahren. Starten Sie jede neue Bewegung mit Bedacht, steigern Sie die Bewegungsweite und das Tempo nur langsam.

Und die Kleidung? Umziehen müssen Sie sich für die Übungen nicht. Denn sicherlich sitzen Sie weder im Business-Kostüm noch mit Anzug und Krawatte auf dem Sofa. Sondern leger und locker angezogen. So, wie es zu Hause eben bequem ist. Das reicht völlig aus. Vielleicht legen Sie sich noch ein flaches Kissen oder ein zusammengefaltetes Handtuch bereit. Das ist bei manchen Übungen angenehm, um den Kopf zu stützen. Weitere Utensilien sind zunächst nicht nötig.

Richtig dosiert

Waren Sie bis vor Kurzem noch ein Bewegungsmuffel? Dann seien Sie jetzt nicht zu ehrgeizig und verlangen sich nicht plötzlich zu viel ab. Von null auf hundert in zehn Sekunden? Das kann nicht funktionieren. Denn nicht nur die Muskulatur muss sich anpassen, auch

Herz- und Kreislauf wollen sanft trainiert und aufgebaut werden. Genau wie Bänder, Sehnen und der Knochenapparat. Also achten Sie auf die Signale Ihres Körpers. Schmerzen sollten Sie immer ernst nehmen. Und Erkältungen oder andere Krankheiten auskurieren, bevor Sie mit dem Training beginnen. Seien Sie aber auch nicht überängstlich, und hören Sie beim kleinsten Zwacken nicht sofort wieder auf. Denn Ihr Körper braucht Bewegung. Er muss sich nur wieder daran gewöhnen. Starten Sie nun mit den Spots ab Seite 12. Wenn Sie wollen, abends um halb zehn vorm Fernseher. Sie können aber genauso gut zu jeder anderen Tageszeit trainieren. Fühlen Sie sich danach erfrischt, können Sie direkt das zweite Programm »Weck den Tiger in Dir!« (Seite 14) anschließen. Die Spots reichen Ihnen? Dann heben Sie sich die folgenden Übungen für den nächsten Abend auf.

AUFS ATMEN
ACHTEN

Achten Sie bei allen Übungen darauf, gleichmäßig und **entspannt weiterzuatmen** und die **Luft niemals anzuhalten,** auch dann nicht, wenn eine Übung Sie anstrengen sollte!

Spots – für Schultern und Nacken

Die folgenden Übungen sind kurz und passen in jede Werbepause, Spots eben. Sie können dabei nichts verkehrt machen. Während die Werbung läuft, legen Sie los.

Zum Himmel strecken

Bislang bequem angelehnt? Jetzt sitzen Sie aufrecht auf dem vorderen Sofadrittel, beide Füße stehen fest am Boden.

1 Strecken Sie jetzt die Arme hoch über den Kopf und ziehen sie noch weiter nach oben, abwechselnd den rechten und den linken Arm. Räkeln Sie sich, dehnen Sie sich genüsslich wie eine Katze. Stöhnen Sie beim Ausatmen, wenn Sie mögen.

LANGER NACKEN

Schauen Sie bei diesen Übungen weiter geradeaus **auf die Mattscheibe.** So bleibt der Nacken lang und entspannt! Denn der Kopf fühlt sich am wohlsten **in der natürlichen Verlängerung** der Wirbelsäule.

→ Dehnen Sie sich noch einen Werbespot lang abwechselnd rechts und links nach oben. Geht's noch etwas höher? Dabei kommt Bewegung in die Hüfte, jeweils eine Pohälfte wird entlastet und hebt fast schon ab.
→ Die Schultern dürfen sich ruhig gründlich mitbewegen.
→ Nun die Arme sinken lassen und wieder entspannen.

Rechts und links

Noch immer keine Fortsetzung des Spielfilms?
→ Bleiben Sie bequem, aber aufrecht sitzen. Verdrehen Sie die Augen: Nach oben und nach unten. Schauen Sie nun so weit wie möglich nach rechts, dann nach links.
→ Lassen Sie Ihre Augen ein paarmal hin- und herwandern.
2 Nun drehen Sie langsam den Kopf mit, ganz weit nach rechts und ganz weit nach links. Der Kopf folgt der Augenbewegung.
→ Beim nächsten Mal dürfen die Schultern mitwandern: Die rechte Schulter geht mit nach hinten, wenn Sie den Kopf nach rechts

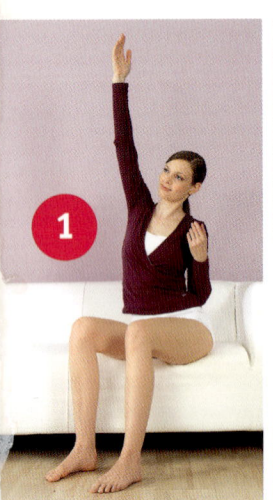
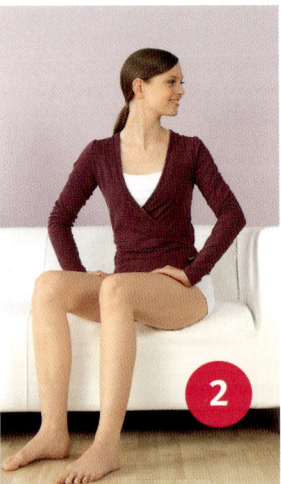

drehen, die linke Schulter geht mit nach hinten, wenn Sie den Kopf nach links drehen.

→ Nun drehen Sie den ganzen Oberkörper langsam nach rechts und nach links. Geht es noch ein wenig weiter?

Die Schultern wecken

Gleich geht es weiter! Also richten Sie den Blick wieder auf den Bildschirm und legen dabei die Hände auf die Schultern.

❸ Beschreiben Sie große Kreise mit den Ellenbogen: erst nach vorne, dann über oben und außen nach hinten und unten führen.

→ Lassen Sie die Kreise immer größer werden, und fühlen Sie, wie sich die Schulterblätter gleichmäßig mitbewegen.

→ Arme sinken lassen und entspannen.

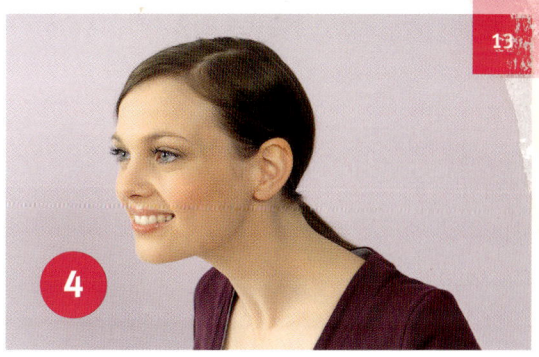

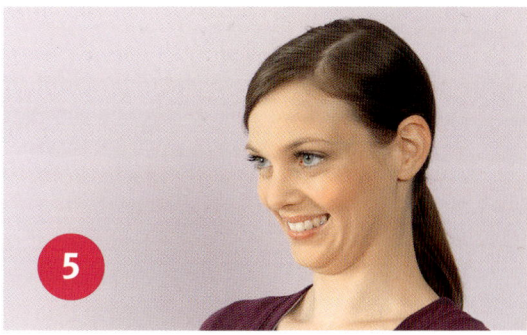

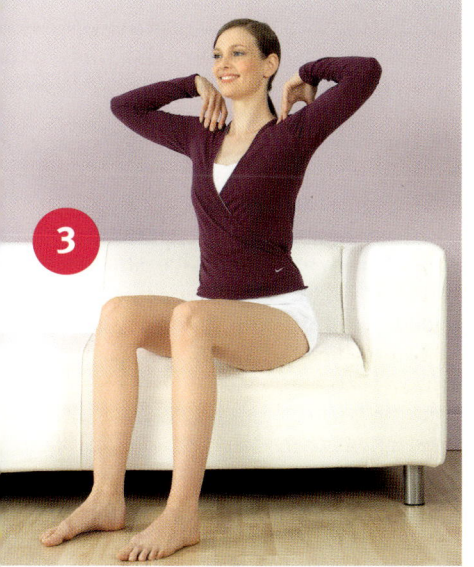

Schildkröte

Uuups – ging das schnell! Den Produktnamen eben konnten Sie nicht erkennen.

❹ Schieben Sie den Kopf nach vorne, ohne Ihre sitzende Haltung zu verändern.

❺ Ziehen Sie den Kopf wieder zurück. Das Kinn wird beim Zurückziehen zum Doppelkinn. Dabei ruhig weiteratmen.

→ Mehrmals wiederholen, bis auch der nächste Spot zu Ende ist.

Relax!

→ Sie haben Erholung verdient. Strecken Sie sich entspannt auf dem Sofa aus, lümmeln Sie herum, wie es Ihnen gefällt.

WECK DEN TIGER IN DIR!

Diese Übungen bringen Bewegung in Ihr Becken, in Beine und Füße, aber auch in Rücken und Schultern. Einzelne Muskeln werden dabei sanft gestärkt: Wird's anstrengend, dann sind Sie auf dem richtigen Weg.

Mini-Movements

Schätzen Sie das folgende Workout nicht gering, nur weil Sie von manchen Übungen kaum etwas sehen! Denn Mini-Bewegungen können eine Maxi-Wirkung haben. Großer Vorteil dieser Übungen: Sie können sie auch im Kino oder im Bus ausführen, ohne dass Ihr Nachbar etwas mitbekommt.

Tolle Werbung!
Dieser Spot begeistert Sie? Dann setzen Sie sich aufrecht hin und sehen weiterhin geradeaus auf den Bildschirm.

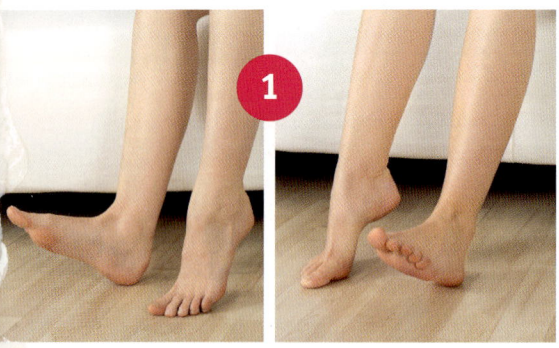

1 Gehen Sie mit den Füßen auf der Stelle, indem Sie im Wechsel Fußballen und Ferse aufsetzen. Also: Hacke, Hacke, Spitze, Spitze. Immer rechts und links im Wechsel, die Oberschenkel werden mit angehoben.
➔ Weitermachen, so lange Sie mögen.

Den Takt schlagen
Ist der Ton weg? Dann sorgen Sie für Musik:
➔ Klopfen Sie mit dem rechten Fuß rhythmisch mit, die Ferse bleibt dabei bequem am Boden stehen.
➔ Wenn der rechte Fuß müde wird, übernimmt der linke das Klopfen.
➔ Immer wieder abwechseln und einen weiteren Spot lang durchhalten.

Yes, yes, yes!
Dieses sexy Top wollen Sie unbedingt haben:
➔ Legen Sie die Handflächen an die Außenseiten der Oberschenkel. Der Oberkörper ist aufgerichtet und die Schultern ziehen weg von den Ohren.
2 Jetzt drücken Sie die Beine nach außen und zugleich die Arme nach innen, ohne dass eine Bewegung zu sehen ist.
➔ Drücken, drücken, drücken – entspannen!
➔ Dreimal wiederholen.

No, no, no!
Diesen Schokoriegel kaufen Sie niemals!
➔ Ihre Ablehnung drücken Sie aus, indem Sie die Hände an die Beininnenseiten legen.

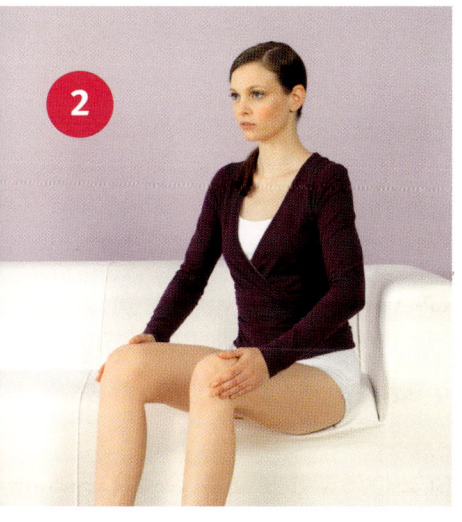

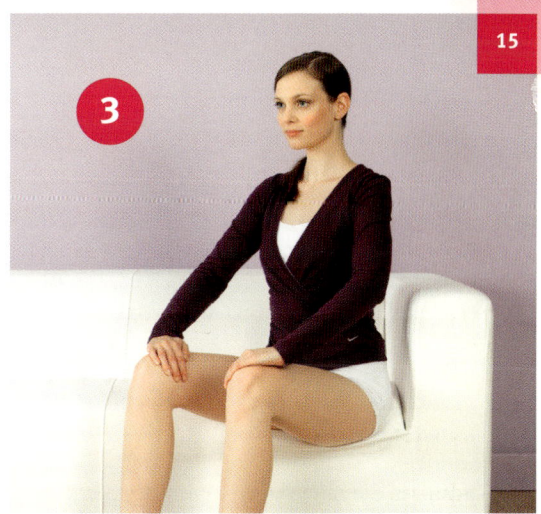

3 Jetzt ziehen Sie mit den Händen kräftig ach außen und drücken mit den Beinen ach innen.

● Ziehen und drücken und ziehen und rücken – entspannen!

● Dreimal wiederholen.

oxenstopp

in aufregender Spot für einen Rennwagen:

● Setzen Sie sich aufrecht hin, die Füße ste-en fest am Boden. Die Hände liegen locker uf den Oberschenkeln.

● Jetzt die Pobacken so fest wie möglich usammenkneifen. Spüren Sie, wie die Aufla-efläche auf dem Sofa kleiner wird?

● Drei Sekunden halten, dann drei Sekun-en entspannen.

● Fünfmal wiederholen.

ittle Secrets

erade läuft Werbung für einen Rasierapparat, anft auch an delikaten Stellen! Da kann es

nicht schaden, derweil die Beckenbodenmus-kulatur zu kräftigen. Diese verborgene Musku-latur ist auch bei der Liebe sehr hilfreich, sorgt sie doch für besonders erregende Momente.

→ Aufrecht hinsetzen, die Hände liegen ent-spannt auf den Oberschenkeln.

→ Nun spannen Sie die Beckenbodenmusku-latur zwischen Scham- und Steißbein an. Dann ziehen Sie zusätzlich Ihre Sitzbeinhö-cker zusammen. (Männer ziehen zusätzlich die Peniswurzel nach oben.) Lassen Sie die Pomuskulatur dabei locker.

→ Nun wachsen Sie mit dieser Grundspan-nung im Beckenboden noch einige Zentime-ter. Stellen Sie sich vor, dass ein Marionetten-faden Ihren Kopf nach oben zieht.

→ Entspannen und etwas ausruhen.

→ Einige Male mit Muße wiederholen.

Relax!

→ Lassen Sie sich in die Sofakissen sinken. Das war schon eine ganz beachtliche erste Runde!

WEIL ICH ES MIR WERT BIN

Bewundern Sie auch immer die hoch gewachsenen schlanken Frauen, die sich bei der Werbung für Light-Produkte in den Schaufenstern spiegeln? Oder die mit endlos langen Beinen hauchdünne Strumpfhosen feinster Edelmarken zeigen? Oh ja, solch eine Figur wäre nicht zu verachten. Aber wahrscheinlich werden die wenigsten von uns mithalten können bei Germany's next Topmodels, denn wer ist schon von der Natur derart begünstigt? Doch auf den Weg können wir uns machen. Es kann nie schaden, ein wenig Kraft in die Beine zu bekommen und etwas mehr Leichtigkeit. Für hübsche Beine und einen wohlgeformten Po sind deshalb die folgenden Übungen gedacht.

Liegen lernen

Wie lang ist Ihr Sofa? Haben Sie einen Dreisitzer zur Wahl? Dann nehmen Sie den, vielleicht auch das ausgeklappte Gästebett. Sie sollten sich bequem darauf ausstrecken können. Ganz sportliche Gemüter haben vielleicht sogar eine Yogamatte in einer Ecke des Kleiderschranks oder eine Isomatte vom letzten Campingurlaub. Wenn Sie ein großes Handtuch darauflegen, wird es ebenfalls schön kuschelig.

Schmetterling

❶ Legen Sie sich auf die Seite, strecken Sie einen Arm nach oben aus, und legen Sie den Kopf bequem auf dem Arm ab. Die Knie sind angezogen und liegen aufeinander.

❷ Nun das obere Knie so weit wie möglich anheben, die Füße bleiben dabei locker aufeinander liegen. Das Becken halten Sie senkrecht, es soll nicht nach hinten wegkippen. Mit der freien Hand können Sie sich vor dem Körper abstützen, das stabilisiert die Lage.

➜ Heben und senken Sie das Knie langsam und stetig, bis das Bein müde wird.

➜ Jetzt drehen Sie sich um und üben mit dem anderen Bein.

➜ Die Übung auf beiden Seiten noch einmal wiederholen.

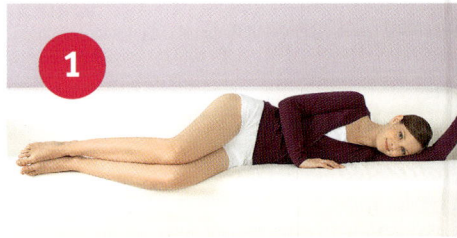

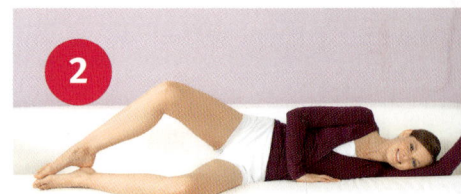

Schere

→ Bleiben Sie in Seitenlage, die Beine sind gebeugt. Nun das untere Bein ausstrecken, das Knie des oberen Beines bequem auf dem Sofa ablegen.

3 Heben Sie das untere Bein fünf Zentimeter ab, und senken Sie es wieder. Die Ferse führt die Bewegung an, der Fuß ist angezogen. Achten Sie darauf, dass sich wirklich nur das untere Bein bewegt. Oberkörper und Kopf dürfen dabei ausruhen.

→ Heben und senken Sie das Bein weiter, bis es müde ist. Schaffen Sie noch zweimal?

→ Auf der anderen Seite heben und senken.

→ Übung auf jeder Seite wiederholen.

Brücke bauen

4 Drehen Sie sich auf den Rücken und stellen die Füße an. Heben Sie den Po, bis Oberschenkel, Becken und Oberkörper eine möglichst gerade Linie bilden.

→ Nun senken Sie den Po langsam wieder. Rollen Sie den Rücken Wirbel für Wirbel ab. Achte ablegen und ausruhen.

→ Mehrmals wiederholen – und entspannen!

Relax: Rücken rollen

5 Bleiben Sie auf dem Rücken liegen, und ziehen Sie die Beine nacheinander Richtung Bauch an. Umfassen Sie die Schienbeine von außen, ziehen Sie die Beine noch ein wenig mehr zu sich heran. Zwischen den Knien darf reichlich Platz bleiben, dann ist es noch entspannender für das Becken.

→ Nun rollen Sie ein wenig hin und her, wiegen Sie sich sanft. Fühlen Sie, wie gut das tut!

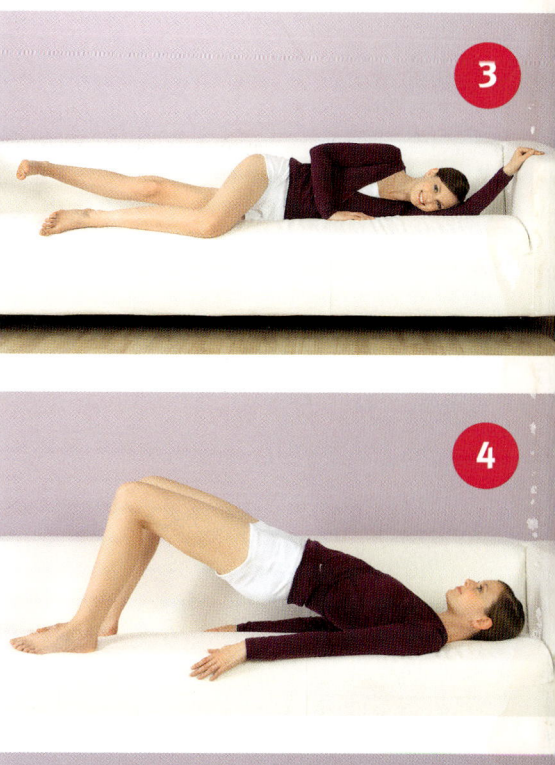

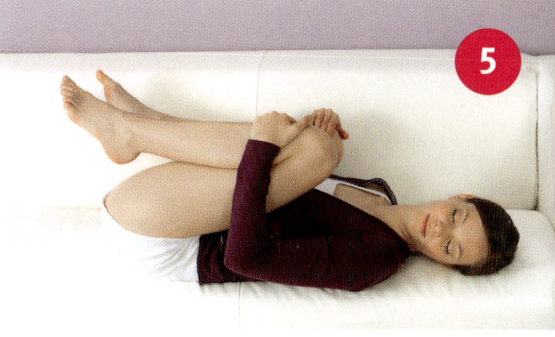

GEHT NICHT GIBT'S NICHT

»Ich will so bleiben, wie ich bin!«, heißt es in einem Werbspot. Wollen Sie wirklich so bleiben, wie Sie sind? Oder vielleicht doch ein wenig schlanker werden?

Sollte Ihr Bauch besser ein bisschen fester sein und der Rücken kräftiger? Mal ehrlich, auch viele Männer hätten lieber einen Waschbrett- statt eines Waschbärbauches. Nun mag es dorthin noch ein weiter Weg sein. Aber das Wichtigste ist, einmal anzufangen und dem stetigen Bauchwachstum nicht tatenlos zuzusehen, sondern ihm etwas entgegenzusetzen. Denn ein dicker, schlaffer Bauch ist nicht nur ein optisches Problem, er verschiebt auch die Statik. Warum wohl gehen hochschwangere Frauen so sehr im Hohlkreuz und klagen häufig über Rückenschmerzen? Sie versuchen, das Gewicht ihres schweren Bauches auszugleichen und lehnen sich deshalb mit dem Oberkörper zurück. Das ist eine echte Belastung für den Rücken.

Königliche Haltung

Wer mit seinem Bauch leben muss oder möchte, kann zumindest eines tun: Seinen Rücken stärken.

Andererseits kann man mit gezielten Bauchübungen aber auch dafür sorgen, dass letzterer wieder ein wenig schrumpft (es sei denn, Sie sind gerade schwanger, dann warten Sie natürlich bis nach der Geburt mit solchen Übungen). Die Bauchdecke kann gestärkt werden, so dass die Organe besser an ihrem Platz gehalten werden. Kräftige Bauch- und Rückenmuskeln sorgen insgesamt für eine schöne, aufrechte Haltung. Viele Vorteile also die den Couch-Potato überzeugen könnten, sich jetzt eben einmal diesen kleinen Übungen zu nähern.

Die Fernbedienung

Haben Sie genug von der ewigen Werbung? Dann greifen Sie bitte zur Fernbedienung und schauen, was bei den öffentlich-rechtlichen Sendern so geboten wird:

→ Setzen Sie sich aufrecht vorne auf die Sofakante, die Füße parallel und hüftbreit auseinander. Das Gewicht ist auf die beiden Füße und auf die Sitzbeinhöcker verteilt.

❶ Nehmen Sie die Fernbedienung in die rechte Hand und heben Sie den nahezu gestreckten Arm bis zur Waagrechten. Dabei lehnen Sie den geraden Oberkörper nach vorne, der Bauch ist leicht unter Spannung.

→ Beide Schultern – besonders die der aktiven Hand – ziehen dabei in Richtung Po, also nach unten! Spüren Sie die Spannung im oberen Rücken zwischen den Schulterblättern?

→ Halten Sie diese Position einen Moment lang, und gehen Sie dann wieder zurück in die Senkrechte.

→ Nun die Fernbedienung in die linke Hand nehmen. Den Arm gestreckt anheben und den Oberkörper nach vorne lehnen. Spannung spüren und halten.

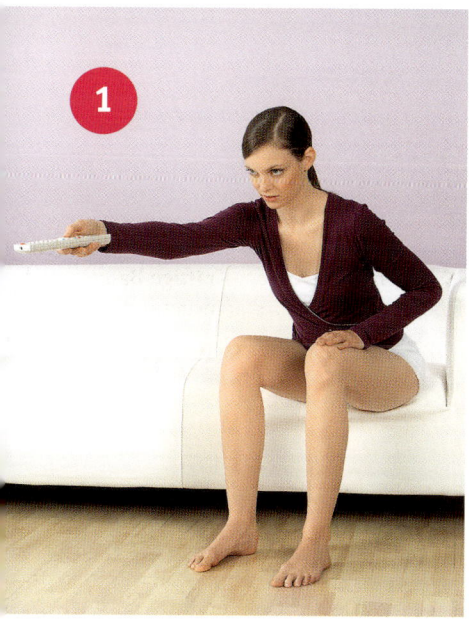

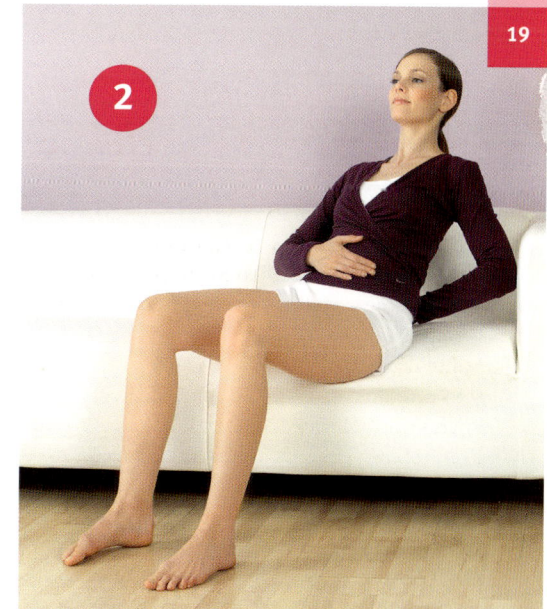

➜ Mehrmals wiederholen. Dabei eventuell die Haltung nochmals mit dem Krawatten-trick von Seite 8 prüfen!

Tipp: Wechseln Sie bei der nächsten Runde die Fernbedienung doch einmal hinter dem Rücken von rechts nach links.

Wippe

➜ Bleiben Sie aufrecht sitzen, wie oben beschrieben. Legen Sie eine Hand auf den Rücken und eine auf den Bauch.

❷ Kippen Sie den Oberkörper nun nach vorne, dann nach hinten, jeweils etwa 45 Grad vor und zurück.

➜ Die Füße bleiben dabei am Boden. Spüren Sie, wie sich beim Vorbeugen die Rückenmus-kulatur anspannt, beim Zurückbeugen die Bauchmuskulatur.

➜ Mehrmals wiederholen.

MIT 40 DICK,
MIT 70 DOOF?

Ein dicker Bauch begünstigt Bluthochdruck, Diabetes und Herz- Kreislaufkrankheiten. In einer kalifornischen Studie mit mehr als 6.500 Teilnehmern wurde jetzt zudem festge-stellt, dass auch das Risiko, an Demenz, also an geistigem Abbau, zu erkranken, stark erhöht ist. Der Bauchumfang wurde zwischen 1964 und 1973 ermittelt, als die Teilnehmer zwischen 40 und 45 Jahre alt waren. Die Pro-banden mit dem höchsten Anteil an Bauchfett erkrankten annähernd dreimal so oft an Demenz als diejenigen mit dem niedrigsten Fettanteil. (Quelle: Ärztliche Praxis, 23.03.08)

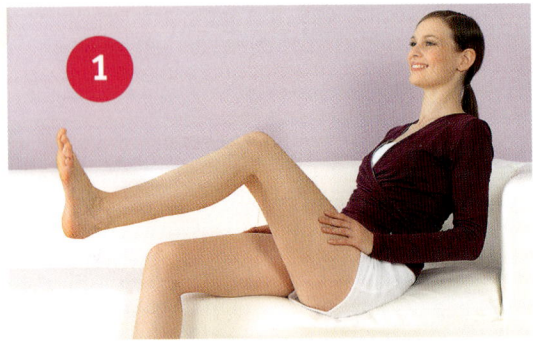

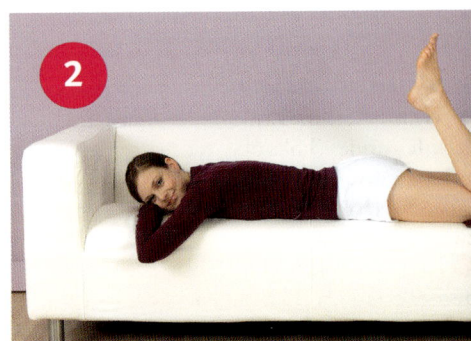

Hoch die Beine!

Diese Übung ist vor allem für den Bauch gut.

→ Bleiben Sie mit geradem Rücken vorne auf der Sofakante sitzen. Achten Sie darauf, nicht ins Hohlkreuz zu fallen. Stellen Sie die Beine so auf, dass der Winkel im Knie auf jeden Fall größer ist als 90 Grad.

→ Lehnen Sie den Oberkörper etwa 30 Grad nach hinten. Aber nicht anlehnen!

DAS HILFT GEGEN MUSKELKATER

Sie haben Muskelkater? Bestimmt nur einen ganz leichten, oder? Das hilft garantiert:

› regelmäßig **bewegen**
› abwechslungsreich trainieren
› ein **warmes Bad** mit Rosmarinzusatz, Sauna oder Dampfbad
› leichte **Streichmassagen** (nicht kneten!)

---

❶ Nun heben Sie abwechselnd ein Bein an, ohne den Winkel im Knie zu verändern. Auch die Beckenposition ändert sich nicht. Ziehen Sie dabei den Bauchnabel in Richtung Wirbelsäule, also nach innen.

→ Heben Sie die Beine weiter im Wechsel, bis sie müde sind. Dann wieder gerade hinsetzen und einen kurzen Augenblick ausruhen.

→ Nochmals eine Runde abwechselnd die Beine heben.

Zwischenspiel

Zur Abwechslung eine ganz einfache Übung, die Sie bestimmt noch aus Kindertagen kennen. Und so geht's:

→ Legen Sie sich bequem auf den Bauch, wenn Sie mögen, können Sie den Kopf auf die verschränkten Hände legen.

❷ Winkeln Sie abwechselnd die Beine an. Die Fersen wandern dabei hoch in Richtung Po.

Tipp: Angenehm ist es, sich dabei ein flaches Kissen oder ein zusammengefaltetes Handtuch unter die Knie zu legen.

Guck mal!

→ Bleiben Sie auf dem Bauch liegen. Die Beine sind hüftbreit geöffnet.

→ Winkeln Sie die Arme an, legen Sie die Hände aufeinander (links über rechts) und die Stirn auf die Hände. Einen Moment entspannen.

→ Heben Sie nun nur den linken Ellenbogen zwei- bis dreimal an.

❸ Jetzt den linken Ellenbogen, die Schulter und den Kopf so weit abheben, dass Sie unter dem linken Arm hindurchschauen können. Der Nacken ist lang, der Kopf bleibt in Verlängerung der Wirbelsäule!

→ Übung mehrmals wiederholen.

→ Dann die Handstellung wechseln, die rechte Hand liegt jetzt oben. Dasselbe mit rechts wiederholen: Erst nur den rechten Ellenbogen zwei- bis dreimal anheben, dann den Ellenbogen, die rechte Schulter und den Kopf und rechts unter dem Arm hindurchschauen.

→ Mehrmals wiederholen, dann entspannen.

→ Auf jeder Seite fünfmal.

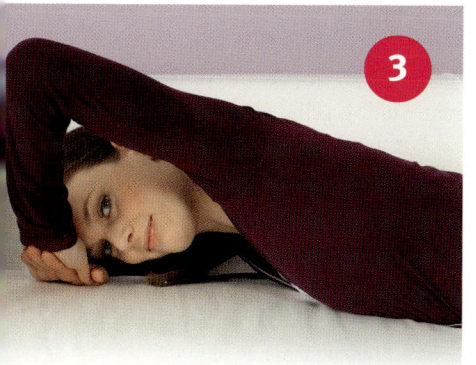

NICHT AUFGEBEN!

Wenn Sie einige Tage oder gar Wochen nicht zum Üben gekommen sind, setzen Sie einfach wieder ein, **als sei es der erste Tag.** Starten Sie dann wieder mit den kurzen Spots, um zunächst **die Beweglichkeit neu zu entdecken.** Die Übungen aus dem Kapitel »Werbung« machen Sie so lange, bis sie Ihnen **leichtfallen.** Dann erst sollten Sie zur »Action« wechseln.

Tipp: Wer sehr groß ist und lange Arme hat, sollte die Seite mit der Sofalehne meiden und nur auf der freien Seite üben. Machen Sie die Übung erst auf der einen Seite, dann auf dem Sofa herumdrehen und anschließend auf der anderen Seite üben.

Alle viere!

→ Strecken Sie sich nun aus, machen Sie Arme und Beine ganz lang, und ruhen Sie sich einen Moment lang aus. Drehen Sie sich dann auf den Rücken, und strecken Sie sich wieder: ganz lang machen und dann nach Lust und Laune genüsslich räkeln.

→ Wenn Sie mögen, ziehen Sie zum Abschluss noch einmal die Beine an, greifen die Unterschenkel von außen und wiegen sich auf dem Rücken, wie auf Seite 17 beschrieben. Dieses Rückenrollen ist angenehm zur Entspannung, denn es entlastet und dehnt den unteren Rücken.

Action

Haben Sie schon erste Erfolge verbucht? Sind Sie beweglicher geworden und fühlen sich leichter? Dann haben Sie sicherlich Lust bekommen, Ihre frisch erwachte Muskulatur intensiver zu trainieren und noch mehr für Ihre Figur zu tun. Hier geht es nun zur Sache!

RUND UMS SOFA

Unter dem Tisch mit den Füßen zu wippen ist eine gute Übung. Noch besser ist es, aufzustehen und herumzugehen. Sich im Stehen zu strecken und zu recken ist intensiver, als es im Sitzen zu tun. Deshalb heißt es jetzt: Aufstehen!

Warm-up: der Fan-Club

Echte Fans reißt es aus dem Sessel, wenn es spannend wird. Wenn die Mannschaft zu stürmen beginnt, springen sie auf und werfen die Arme hoch: Sie klatschen rhythmisch und schwenken die Schals. Ob Teamsport oder Techno, wer bleibt noch sitzen, wenn seine Favoriten am Start oder auf der Bühne sind? Das alles ist eine gute Vorbereitung für intensivere Übungen. Denn die Bewegung bringt den Kreislauf in Schwung. Auch die Gelenke freuen sich. Nicht zuletzt sind aufgewärmte Muskeln stärker durchblutet und daher dehnbarer und besser mit Sauerstoff versorgt. Sehnen und Bänder werden elastischer.
Schalten Sie also eben mal in den Musikkanal um – oder zum Sport. Lassen Sie sich mitreißen: Gehen Sie zunächst langsam auf der Stelle. Dann steigern Sie das Tempo. Nehmen Sie die Knie hoch, schwingen Sie die Arme mit. Wenn Sie mögen, tanzen Sie zum Rhythmus der Beats. Halten Sie einen Song lang durch – und dann noch einen zweiten. Sollte gerade ein Boxkampf zu sehen sein: Machen Sie mit! Tänzeln Sie locker auf der Stelle. Üben Sie Schattenboxen. Auch das macht warm und bringt in Schwung.

Training à la carte

Nach dem Aufwärmen starten Sie mit unserem Workout »Boxen live«. Am nächsten Tag folgt »Der Westernheld«, und zuletzt kommt das Workout »Bauer sucht Frau«. Machen Sie jedes Workout mit Ruhe. Ideal dafür ist der späte Nachmittag oder frühe Abend.
Nach drei Tagen starten Sie von vorne, wieder mit der Übungsreihe für Arme und Schultern beginnend. Am siebten Tag gehen Sie in die Therme oder ins Schwimmbad, machen einen Spaziergang oder fahren Rad. Relax! In der zweiten Woche trainieren Sie genau wie in der ersten. So kommt jede Muskelgruppe alle drei bis vier Tage zum Zug, das ist der ideale Abstand. Gerade wenn Sie noch ungeübt sind, ist es wichtig, pro Muskelgruppe jeweils zwei Tage zur Erholung einzuplanen. Mehr als vier Tage sollten es aber wiederum nicht sein, sonst müssen Sie allzu lange auf Ihre Erfolgserlebnisse warten.

WOZU AUFWÄRMEN?

Das Aufwärmen oder »Warm-up« ist als Vorbereitung gut, um
› den Kreislauf anzuregen
› Muskeln und Gelenke geschmeidiger zu machen und
› sich zu konzentrieren: Jetzt ist Bewegung angesagt.

BOXEN LIVE –
FÜR ARME UND SCHULTERN

Wer wenig körperlich arbeitet, spürt meist zuerst an den Armen, wie die Kraft schwindet. Der Koffer scheint doppelt so schwer, wenn er ein Stück weit getragen werden muss. Getränkekästen und Wäschekörbe sind kaum noch zu bewältigen. Und beim Renovieren fällt einem fast die Farbrolle aus der Hand. Von Überkopfarbeiten wollen wir schon gar nicht mehr reden ...
Merken Sie? Es hat nicht nur einen ästhetischen Nutzen, wenn wir Arme und Schultern trainieren. Die wohlgeformten Oberarme können auch mehr: Sie haben mehr Power!

Steigerung möglich

Die Kraft in den Armen ist bei jedem von uns unterschiedlich. Generell haben Männer mehr Kraft als Frauen. Doch auch junge Mütter sind oft gut trainiert, tragen sie doch täglich ihr Baby oder Kleinkind sowie volle Einkaufskörbe und Taschen. Die beiden folgenden Übungen können Sie entsprechend Ihrem persönlichen Fitnesslevel variieren. Probieren Sie zunächst die leichteste Variante aus, erhöhen Sie dann nach und nach das Gewicht, indem Sie mehr Wasser in die Flaschen füllen. Die Übung soll nicht kinderleicht sein, aber doch gut zu bewältigen. Halt, einen Moment noch! Haben Sie ans Aufwärmen gedacht?

Schattenboxen

1 Bewegen Sie sich zur Einstimmung ein paar Minuten lang tänzelnd auf der Stelle. Ballen Sie Ihre Hände zu Fäusten, und schlagen Sie ganz locker nach vorne, zur Seite oder schräg. Das bringt Sie in Schwung!

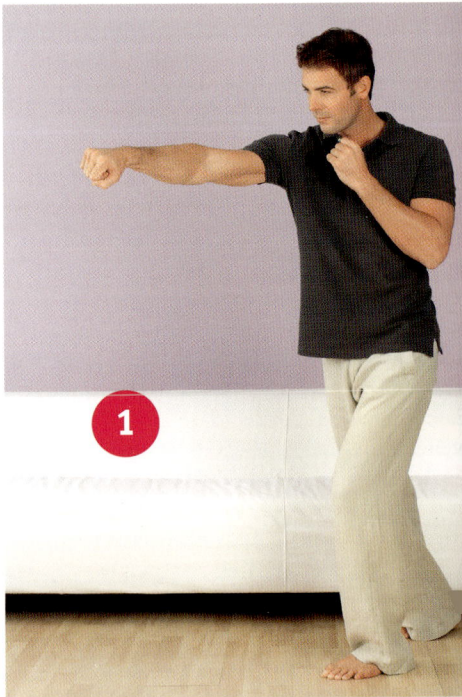

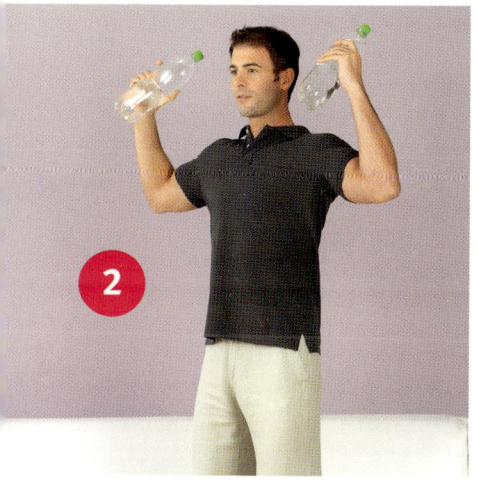

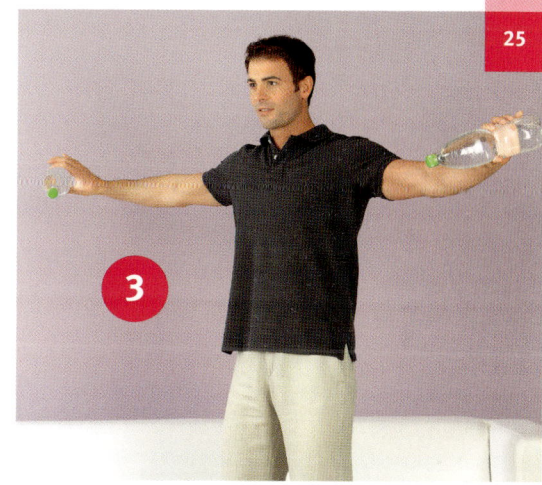

Flaschen kippen

→ Setzen Sie sich vorne auf die Sofakante, in unserer goldenen aufrechten Haltung. Oder stellen Sie sich neben oder hinter Ihr Sofa. Wenn Sie stehen, achten Sie darauf, dass die Knie nicht ganz durchgedrückt sind, sondern leicht gebeugt bleiben. Die Füße stehen parallel nebeneinander.

→ Strecken Sie die Arme möglichst waagrecht rechts und links vom Körper aus. Die Schultern bleiben tief, die Hände sind geöffnet und die Handflächen zeigen nach oben.

❷ Nun die Arme langsam beugen, ohne die Ellenbogen absinken zu lassen, und langsam wieder strecken.

❸ Jetzt die Arme in der Waagrechten halten und nach vorne drehen, so als wollten Sie zwei Flaschen auskippen. Zurückdrehen. Arme wieder beugen und strecken.

→ Die Bewegung mehrmals wiederholen, bis die Schultern müde werden.

→ Ein wenig ausruhen und den gesamten Ablauf ein- oder zweimal wiederholen.

Varianten: Diese Übung können Sie vielfältig variieren. Nehmen Sie beispielsweise zwei große Äpfel. Und üben Sie mit den Äpfeln. Oder nehmen Sie zwei zur Hälfte mit Wasser gefüllte Flaschen rechts und links in die Hand. Sollte Ihnen das noch zu leicht sein, füllen Sie die Flaschen ganz mit Wasser.

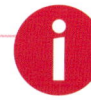

TRAINIEREN
NACH MASS

Für alle Gelenke ist es schonender, wenn sie während der Übungen **leicht gebeugt** sind. Ist das Gelenk komplett durchgedrückt, quasi bis zum Anschlag, wird es unnötig strapaziert. Am besten stehen Sie beim Üben mit leicht gebeugten Knien. Auch die Arme strecken Sie nicht zu 100, sondern **nur zu 95 Prozent.** Das reicht für diese Übungen vollkommen aus und **schont Knie- und Ellenbogengelenke.**

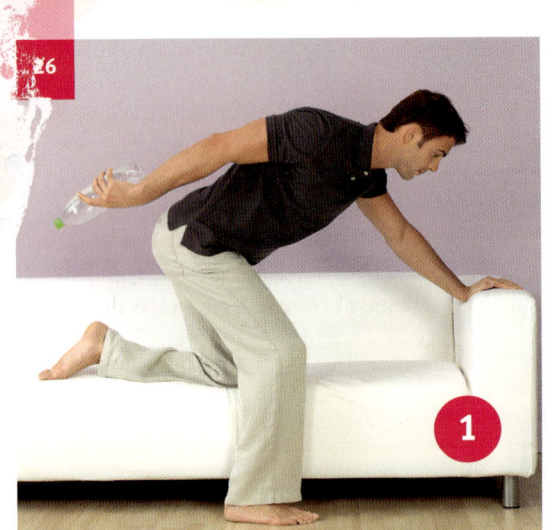

Straffe Oberarme

Diese Übung trainiert den sogenannten Tri-
zeps, den Armstrecker. Und der wiederum
sorgt dafür, dass die Rückseite unserer Oberarme gut in Form kommt.

➜ Stellen Sie sich seitlich neben das Sofa,
knien Sie mit dem linken Bein darauf. Das
rechte Bein ist leicht gebeugt, den Oberkörper
lehnen Sie nach vorne. Mit der linken Hand
stützen Sie sich auf dem Sofa ab, um den
Körper noch besser zu stabilisieren. Der
Oberkörper ist jetzt nahezu waagrecht, beide
Schultern ziehen Richtung Po.

➜ Nehmen Sie eine kleine, mit Wasser gefüllte Plastikflasche in die rechte Hand, der Arm
ist etwa 90 Grad gebeugt, der Handrücken
zeigt nach außen. Ihr Ellenbogen ist auf Höhe
der rechten Hüfte.

❶ Nun den Arm nach hinten strecken, ohne
irgendetwas anderes zu bewegen.

➜ Arm wieder beugen und strecken: Führen
Sie den Arm dabei immer nahe am Körper

entlang, sehr langsam und kontrolliert. Beugen
und strecken Sie weiter, so lange Sie können.

➜ Die Seiten wechseln und mit links üben.

➜ Übung auf jeder Seite noch ein- bis zweimal wiederholen.

Handtuch ziehen

Holen Sie sich ein Handtuch aus dem Bad,
am besten gehen Sie mit dem »Pausenjoker«
(siehe Kasten S. 27) dorthin.

❷ Setzen Sie sich auf das Sofa, in goldener
aufrechter Haltung. Das Handtuch halten Sie
mit beiden Händen über dem Kopf, ohne dabei die Schultern nach oben zu ziehen. Ziehen
Sie das Handtuch stramm, als wollten Sie es
über dem Kopf zerreißen.

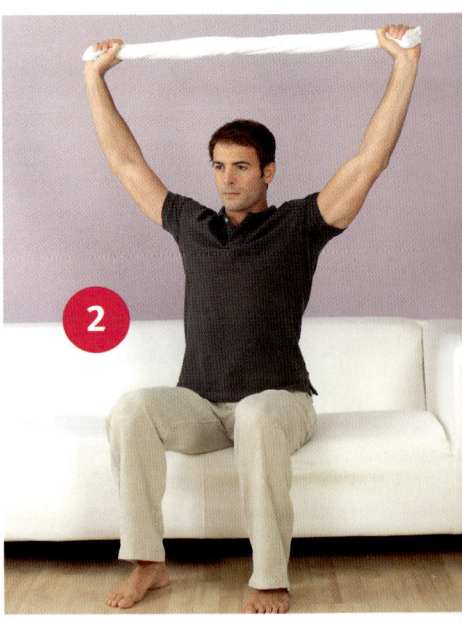

→ Nun die Arme beugen und das Handtuch hinter die Schultern ziehen.

→ Dann die Arme wieder strecken, ohne dabei den Zug aufzugeben.

→ Das Beugen und Strecken so oft wiederholen, bis die Arme müde sind.

→ Ein wenig ausruhen und dann noch zweimal wiederholen.

Wenn Ihnen bereits ein wenig warm wird und die Schweißperlen auf die Stirn treten, haben Sie alles richtig gemacht. Es ist gut und gesund, an vier oder fünf Tagen in der Woche ein wenig ins Schwitzen zu geraten.

Sie haben ja nun ein Handtuch zur Hand. Trocknen Sie sich die Stirn, und hängen Sie es sich anschließend wie ein Boxer nach dem Kampf um den Nacken. Bravo!

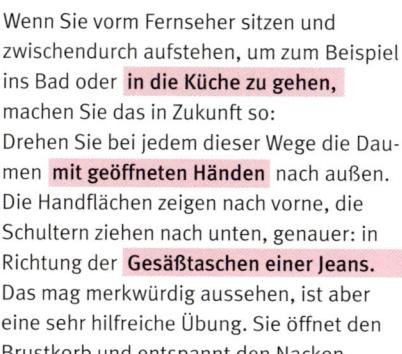

PAUSEN-
JOKER

Wenn Sie vorm Fernseher sitzen und zwischendurch aufstehen, um zum Beispiel ins Bad oder **in die Küche zu gehen,** machen Sie das in Zukunft so:
Drehen Sie bei jedem dieser Wege die Daumen **mit geöffneten Händen** nach außen. Die Handflächen zeigen nach vorne, die Schultern ziehen nach unten, genauer: in Richtung der **Gesäßtaschen einer Jeans.** Das mag merkwürdig aussehen, ist aber eine sehr hilfreiche Übung. Sie öffnet den Brustkorb und entspannt den Nacken.

Relax: Siegerpose!

→ Bevor Sie sich jetzt wieder aufs Sofa sinken lassen, stellen Sie sich noch einmal gerade hin und strecken beide Arme nach oben aus, greifen Sie die Hände über dem Kopf, sodass die Handflächen nach oben zeigen.

❸ Nun in dieser Haltung zu einer Seite beugen, dabei genau seitlich bleiben.

→ Und zur anderen Seite beugen.

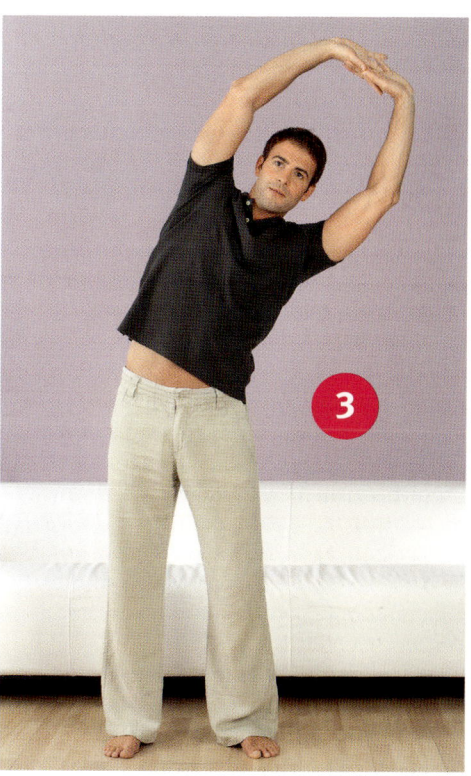

DER WESTERNHELD –
BEINE UND PO INTENSIV

Sind Sie ein Fan der alten Western? Selbst wenn das nicht Ihre bevorzugten Spätfilme sein sollten, kennen Sie doch bestimmt die Szene, in der sich die beiden Kontrahenten im Staub der Straße gegenüberstehen – und kurz davor sind ihre Colts zu ziehen. Die Kamera zoomt auf ihn, wie er da steht, breitbeinig und mit einem hübschen, knackigen Hintern. Wollen Sie auch haben? Dazu vielleicht noch wohlgeformte Beine? Dann nichts wie los!

Ab an die Lehne!

Zunächst machen Sie den Herkules zur Vorbereitung: Schieben Sie Ihr Sofa ein Stück von der Wand weg in den Raum. Sollten Sie über ein bleischweres Teil verfügen, das sich nicht von der Stelle bewegen lässt, können Sie sich mit einem stabilen Stuhl behelfen. Da uns die Sofa- oder Stuhllehne als Stütze dient, sollte sie etwa 80 Zentimeter hoch sein, für große Menschen eher noch höher.

Für den hübschen Po

→ Stellen Sie sich hinter die Lehne, die Beine sind hüftbreit geöffnet und die Knie leicht gebeugt. Greifen Sie die Rückenlehne mit beiden Händen, der Oberkörper ist aufrecht.
→ Verlagern Sie das Gewicht auf das linke Bein, und heben Sie das rechte Bein zwei bis drei Zentimeter vom Boden ab.

❶ Nun heben Sie das rechte Bein langsam nach hinten an. Der Oberkörper geht nur minimal vor und bleibt aufgerichtet.
→ Rechtes Bein wieder senken und wieder heben. Schön langsam und kontrolliert, bis Sie müde werden. Es kommt dabei nicht auf die Höhe an, keine Standwaage machen!
→ Seitenwechsel.
→ Auf jeder Seite ein- bis zweimal wiederholen. Dann die Beine zur Entspannung lockern.

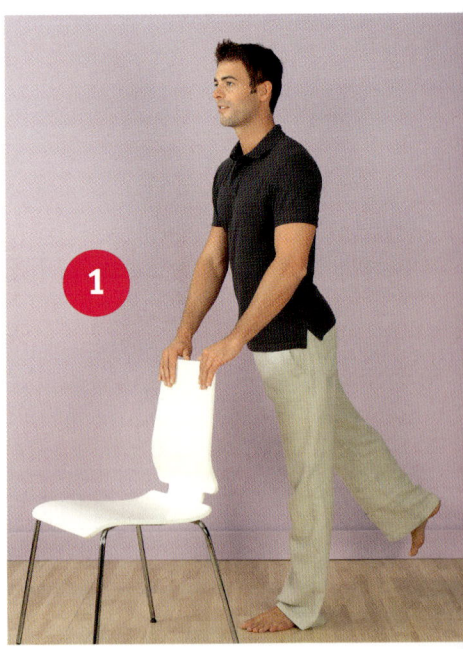

Klassiker Kniebeugen

→ Stellen Sie sich vor das Sofa, die Beine sind wieder hüftbreit geöffnet und die Knie leicht gebeugt. Die Arme können Sie in die Hüften stemmen oder nach vorne ausstrecken.

→ Nun senken Sie den Po nach hinten-unten, als ob Sie sich auf das Sofa setzen wollen. Die Oberschenkel sollten parallel zum Boden sein. Wichtig: Die Mitte des Knies sollte über der Mitte des Fußrückens stehen!

→ Dann langsam wieder hochkommen.

→ Der Oberkörper bleibt ganz gerade, beugt sich aber nach vorne, wenn Sie tief gehen, und richtet sich wieder auf, wenn Sie hoch-kommen. Die Knie bleiben gebeugt.

→ Mehrmals wiederholen. Kurze Pause und Beine lockern, dann noch eine Runde.

Halbe Spitze

→ Wieder aufrecht hinters Sofa stellen, bei Bedarf mit beiden Händen die Sofalehne fassen.

2 Nun hoch auf die Ballen drücken, kurz halten – und langsam wieder absenken.

→ Mehrmals wiederholen.

Relax: Dehnung für den Po

→ Rückenlage auf dem Sofa, beide Beine hoch in die Luft strecken und locker ausschütteln.

→ Nun das linke Bein aufstellen, das rechte Bein beugen und den rechten Fuß etwas oberhalb des Knöchels auf den linken Oberschenkel legen.

3 Beine in dieser Haltung anheben und Richtung Bauch ziehen. Mit beiden Händen den linken Oberschenkel zur Brust ziehen – spüren Sie die Dehnung im Po?

→ Bis 15 zählen, dann Seitenwechsel.

→ Lang ausstrecken und entspannen.

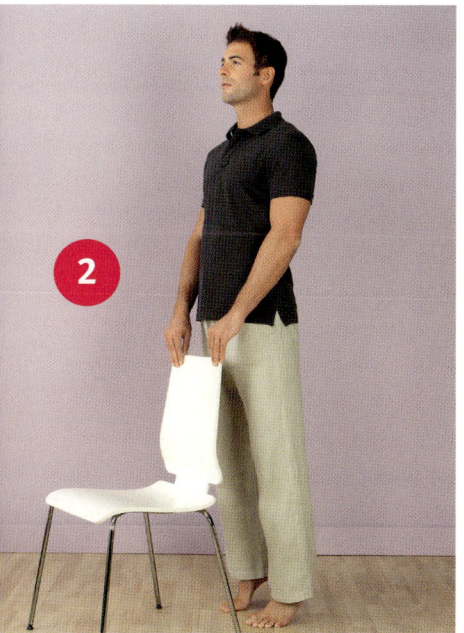

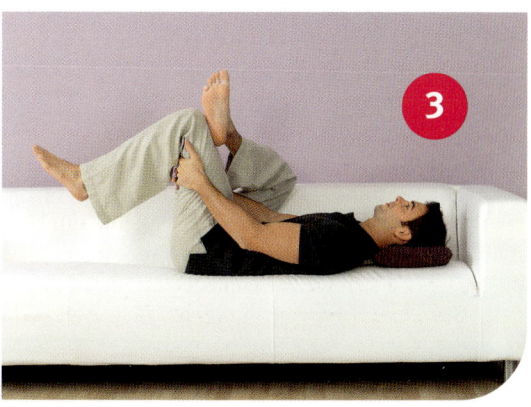

BAUER SUCHT FRAU – RAN AN DEN BAUCH

Kennen Sie die Serie, in der sich Single-Frauen mit einsamen Landwirten treffen? Eine Woche lang fahren sie auf seinen Hof, um das Leben als Bäuerin zu erproben. Mit kräftigen Bauchmuskeln geht sowohl ihr als auch ihm die Stallarbeit leicht von der Hand!

Ideale Kombination

Am wirkungsvollsten ist es natürlich, wenn Sie die Bauchmuskelübungen mit mehr Bewegung im Alltag kombinieren und Ihre Essgewohnheiten ändern. Aber Sie haben vollkommen recht. Zunächst einmal muss man mit einer Sache anfangen. Los geht's!

Drücken für den Rücken

❶ Sie liegen in Rückenlage auf dem Sofa, die Arme neben dem Körper. Die Handflächen zeigen nach oben, die Daumen nach außen. Stellen Sie die Beine leicht an.

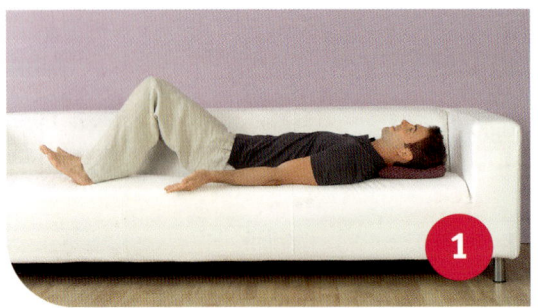

➔ Mit Fersen und Handrücken drücken Sie jetzt fest in die Unterlage. Drücken und drücken. Kopf und Nacken bleiben dabei locker.
➔ Entspannen Sie zwei Atemzüge lang.
➔ Dann wieder drei Sekunden drücken.
➔ Fünf bis zehn Wiederholungen.

Stabiler Nacken

➔ Bleiben Sie auf dem Rücken liegen, und stellen Sie die Beine an. Ein flaches Kissen unter dem Kopf ist meist angenehm. Denken Sie sich eine Achse durch die Ohren und kippen Sie behutsam das Kinn um ein Grad in Richtung Brustbein.
➔ Nun heben Sie nur das Gewicht des Kopfes an, ohne dass die Haare den Kontakt mit der Unterlage verlieren. Langsam auf sieben zählen und wieder sinken lassen.
➔ Genauso lange entspannen. Spüren Sie, wie der Kopf noch ein wenig schwerer wird.
➔ Und wieder anspannen. Von außen sieht man keine Bewegung! Sie halten sieben Sekunden lang – und entspannen wieder.
➔ Mehrmals wiederholen.

Bauch unter Spannung!

Diese Übung trainiert vor allem die geraden Bauchmuskeln.
➔ In der Rückenlage bleiben, die Beine anstellen. Ein Bein nach dem anderen mit angewinkelten Knien anheben, die Füße anziehen

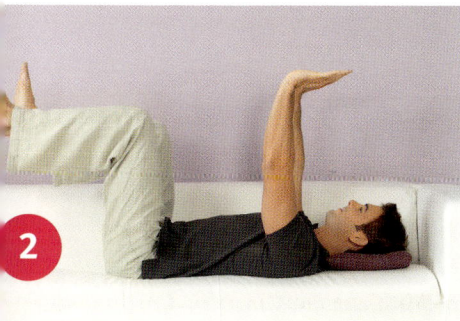

2

üße, Knie, Hüften bilden jeweils einen 90-Grad-Winkel. Nehmen Sie die Knie auseinander, ohne die Unterschenkel sinken zu lassen.

➤ Jetzt zusätzlich die Arme heben, die Handflächen zeigen nach oben.

2 Stemmen Sie mit den Händen einen imaginären Gegenstand nach oben, während Sie die Lendenwirbelsäule fest in das Sofa drücken.

➤ Ein bis zwei Sekunden halten, dann Arme und Beine sinken lassen.

FLACHES KISSEN FÜR DEN KOPF

➔

Je nachdem, wie weich Ihr Sofa ist, werden Sie in der Mitte einsinken. Dann liegt Ihr Kopf **automatisch ein wenig höher.** Ist das Sofa jedoch sehr fest, kann es angenehmer sein, den Kopf auf ein **flaches Kissen** zu betten. Alternativ kann ein zusammengefaltetes **Handtuch** die richtige Höhe herstellen. Gerade bei den Bauchmuskelübungen ist es wichtig, dass Ihr **Kopf entspannt liegen** kann. Er soll in Verlängerung der Wirbelsäule sein, ohne abzuknicken.

➤ Wiederholen: Beine hoch, Arme hoch, Winkel kontrollieren. Arme hochstemmen, die Lendenwirbelsäule fest nach unten drücken.

➤ Der Kopf darf bei dieser Übung ganz entspannt liegen bleiben!

Diagonales Drücken

Jetzt heißt es: Ton läuft und Action für die schrägen Bauchmuskeln!

➤ Sie liegen wieder auf dem Rücken, die Beine heben Sie an wie eben. Die linke Hand stützt den Kopf, der leicht angehoben wird.

3 Drücken Sie jetzt mit der rechten Hand gegen das linke Knie. Drücken und drücken.

➤ Arm sinken lassen und auf der anderen Seite üben.

➤ Mehrmals wiederholen.

Relax: Alle viere!

➤ Strecken Sie sich lang aus, heben Sie die Arme über den Kopf, und machen Sie Arme und Beine gaaaanz lang. Die Beine sind leicht gegrätscht. Legen Sie ein kleines Kissen oder ein zusammengefaltetes Handtuch unter die Lendenwirbelsäule. Das verstärkt die Dehnung angenehm.

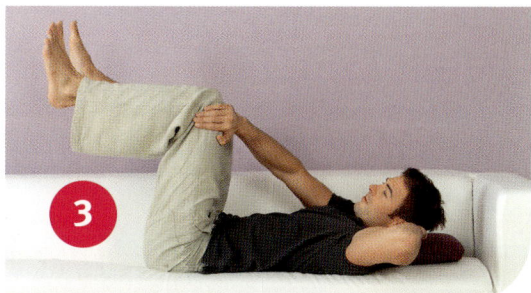

3

HIGHLANDER – FÜR EXTRA POWER

Mögen Sie die Serie nicht? Egal – der Held hat in jedem Fall eine markante Figur: schlank, akzentuiert und sportlich.
Sie wollen das auch erreichen? Alles eine Frage des richtigen Trainings. Sobald Ihnen die ersten drei Übungsreihen langweilig erscheinen, dürfen Sie dieses Workout ausprobieren. Es ist kompakt, anstrengend, wirkungsvoll, eine Steigerung für Fortgeschrittene eben. Legen Sie los!
Übrigens müssen Sie sich keine Sorgen machen, dass Sie von unseren Übungen Muskeln wie ein Bodybuilder bekommen. Denn Sie trainieren nur mit dem Körpergewicht und vielen Wiederholungen. Davon werden Ihre Muskeln straffer und kräftiger, nicht dicker.

MUSKELN
ALS BRENNÖFEN

Eine trainierte Muskulatur ist nicht nur hübsch anzusehen, sondern hat den **Turboeffekt für eine gute Figur.** Ihre Haltung verbessert sich und Sie wirken größer. Die Kleidung sitzt wieder lockerer. Und der vielleicht größte Vorteil für die Figur: Muskeln sind »stoffwechselaktives Gewebe« und **verbrennen zu jedem Zeitpunkt Fett.** Nicht nur, wenn Sie in Aktion sind, sondern auch dann noch, wenn Sie bereits wieder **faul auf dem Sofa** liegen.

Vier Allrounder

Als Krönung des bisherigen Programms trainieren Sie mit diesen vier Allround-Übungen mehrere Muskelgruppen auf einen Streich. Das ist besonders effektiv. Gerade wenn Sie wenig Zeit haben, sollten Sie dieses Quartett zu Ihrem Favoriten machen.

Königsübung – ganz gerade

Diese Übung, auch Liegestütz genannt, ist toll für Arme und Schultern, aber auch für Bauch und Rücken: Sie können sie vielfältig variieren. Wir starten in einer einfachen Form, die Sie nach Bedarf steigern können.

➔ Stellen Sie sich zu Beginn wieder hinter Ihr Sofa. Stützen Sie sich mit beiden Händen auf der Lehne ab.

➔ Wandern Sie mit den Beinen so weit nach hinten, bis Ihr Körper ganz gerade ist: Die

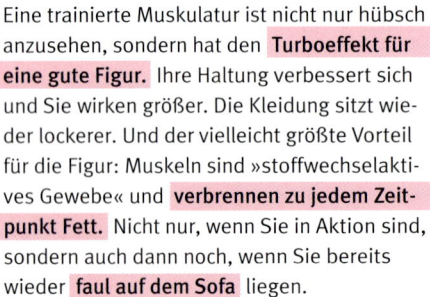

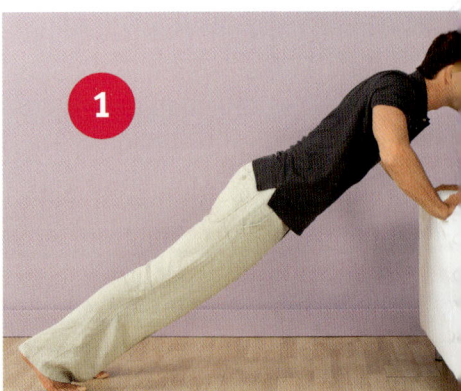

Beine sind hüftbreit geöffnet, die Fersen abgehoben. Sie stehen also auf den Zehen. Auch die Arme sind gerade, in den Ellenbogen nur einen Tick gebeugt, um die Gelenke zu entlasten. Den Kopf halten Sie in der natürlichen Verlängerung der Wirbelsäule (nicht in den Nacken legen!).

→ Kontrollieren Sie diese Haltung noch einmal selbst, oder bitten Sie einen Freund oder eine Freundin, das für Sie zu tun.

❶ Nun beugen Sie lediglich die Arme, während Sie ausatmen. Mit dem Einatmen strecken Sie die Arme wieder.

→ Wiederholen Sie die Bewegung so oft, wie Sie diese korrekt ausführen können.

→ Machen Sie eine kleine Pause, und wiederholen Sie die Serie noch einmal.

Varianten: Sollte Ihr Sofa zu niedrig sein, können Sie sich zunächst an der Wand abstützen. Sollte Ihnen diese Übung allerdings zu leicht erscheinen, nehmen Sie die Armlehne zum Abstützen. Oder den Couchtisch, wenn er stabil genug ist und sicher steht. Noch zu einfach? Dann bleibt der Klassiker: Machen Sie die Königsübung am Boden. Oder einarmig ...

Squats

→ Stellen Sie sich neben das Sofa, die Beine sind hüftbreit geöffnet und die Knie leicht gebeugt. Heben Sie die Arme und legen Sie die Hände locker an den Hinterkopf.

→ Nun beugen Sie die Knie und senken den Po nach hinten-unten, bis die Oberschenkel parallel zum Boden sind. Genau so, wie Sie es vom »Klassiker Kniebeugen« (siehe Seite 29) schon kennen.

→ Wichtig dabei ist, dass die Knie in einer Linie über der Mitte des Fußrückens stehen. Der Oberkörper bleibt in sich aufgerichtet und beugt sich bei der Abwärtsbewegung nur leicht nach vorne.

→ Langsam wieder hochkommen.

→ Mehrmals wiederholen. Dann Beine und Arme ausschütteln und noch einmal eine Runde lang beugen und strecken.

Variante: Noch nicht anstrengend genug? ❷ Dann nehmen Sie zwei gefüllte Wasserflaschen in die Hände, rechts und links vom Körper, parallel zu den Füßen. Beim Beugen der Beine ziehen Sie gleichzeitig die Arme an. Spüren Sie's in Armen und Schultern?

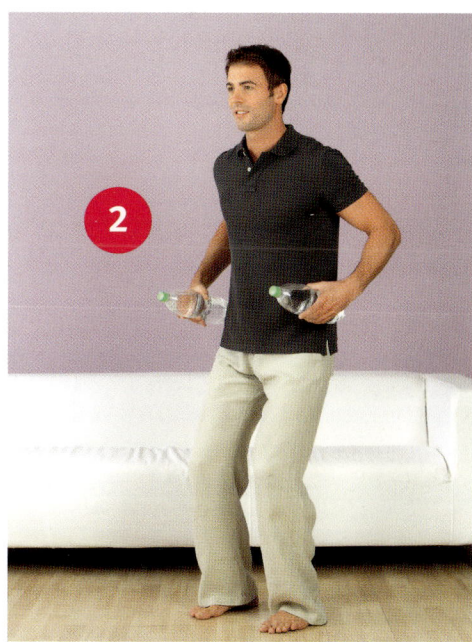

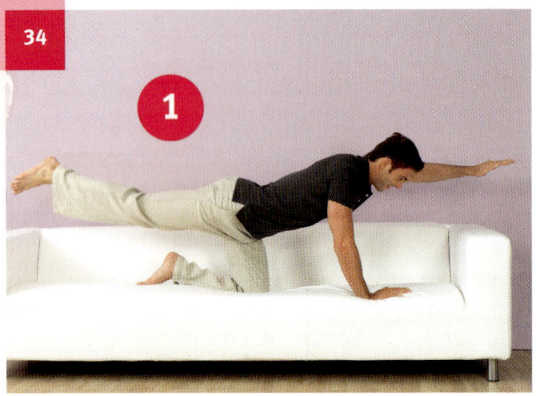

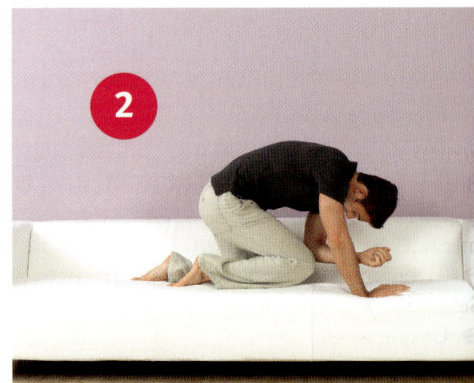

Starker Rücken!

→ Gehen Sie auf Ihrem Sofa in den Vierfüßlerstand, stützen Sie sich also auf beide Knie und beide Hände.

❶ Heben Sie gleichzeitig den linken Arm und das rechte Bein gestreckt an, bis diese in einer Linie mit dem Rücken sind. Achten Sie darauf, dass der Rücken gerade ist und der Kopf in der Verlängerung der Wirbelsäule.

❷ Ziehen Sie nun Arm und Bein diagonal unter dem Körper zusammen, sodass sich

Ellenbogen und Knie berühren. Der Bauch ist eingezogen und der Rücken rund.

→ Wieder strecken. Führen Sie die Bewegung langsam und ohne Schwung aus, und halten Sie die Hüften möglichst parallel zum Boden.

→ Nach einigen Wiederholungen sind der rechte Arm und das linke Bein dran.

Käfer

Meine absolute Lieblingsübung! Anstrengend, aber wirkungsvoll. Morgens im Bett, an einem unbemerkten Moment am Strand, abends auf dem Sofa: Für einen Käfer ist immer mal Zeit

→ Legen Sie sich rücklings auf Ihr langes Sofa, und heben Sie ein Bein nach dem anderen an: Das rechte Bein bleibt ausgestreckt oben, das linke ziehen Sie zur Brust.

❸ Heben Sie nun den linken Arm über den Kopf, die Finger sind gespreizt, der Daumen zeigt nach unten. Der rechte Arm wandert zum linken Bein, und die Hand (Daumen nach oben!) berührt die linke Ferse.

→ Starten Sie langsam und konzentriert, der Bauch ist lang und gespannt, der Kopf angehoben. Die Lendenwirbelsäule liegt am Boden, der Bauchnabel ist nach innen gezo-

---

WACKEL-PUDDING

→

Grundsätzlich ist ein **wackeliger Untergrund** für Trainingszwecke sehr gut geeignet, braucht man doch zusätzlich die feine, tiefer liegende Muskulatur, um die **Haltung zu stabilisieren.** Ist es Ihnen aber allzu kippelig auf dem Sofa? Dann können Sie natürlich auch auf dem **Teppich** üben. Legen Sie sich ein Handtuch zum Polstern unter die Knie.

gen. Und nun die Seiten wechseln: Arme und
Beine zugleich. Und wechseln und wechseln
und wechseln. Dabei immer kräftig ausatmen, das darf man ruhig hören!

➜ Arme und Beine sinken lassen und einige
Sekunden entspannen.

➜ Übung wiederholen.

Variante: Geht gar nicht? Dann starten Sie
mit einem halben Käfer: Lassen Sie den Oberkörper entspannt liegen, und üben Sie
zunächst nur mit den Beinen. Auch der halbe
Käfer ist gut für die Bauchmuskeln. Machen
Sie dann aber zusätzlich die Übung für den
starken Nacken (siehe Seite 30).

Relax: Diagonal ziehen

➜ Machen Sie die schon bekannte Entspan-
nungsübung zum Abschluss. Strecken Sie alle
viere von sich. Ziehen Sie sich diagonal noch
einmal extra lang: rechter Arm und linkes Bein,
dann den linken Arm und das rechte Bein.

➜ Wenn Sie mögen, können Sie zu guter

SCHRITT FÜR SCHRITT
– ZÄHLT ALLE MIT

In Sportgeschäften und bei vielen Fitness-Aktio-
nen können Sie einen einfachen **Schrittzähler**
erwerben. Stecken Sie ihn an den Hosenbund,
und sehen Sie am Abend einmal drauf: Wie
viele Schritte sind Sie am Tag gegangen?
5000 sollten es mindestens sein, das sind bei
Menschen mittlerer Größe **rund drei Kilometer.**
Versuchen Sie, jeden Tag weitere 1000 Schritte
dazuzupacken!

Letzt die Beine noch mal nacheinander anziehen, umfassen und sich auf dem Rücken hin
und her wiegen (siehe Seite 17). Gerade nach
anstrengenden Übungen tut die Entspannung
doppelt gut. Nehmen Sie sich immer ein
wenig Zeit dafür.

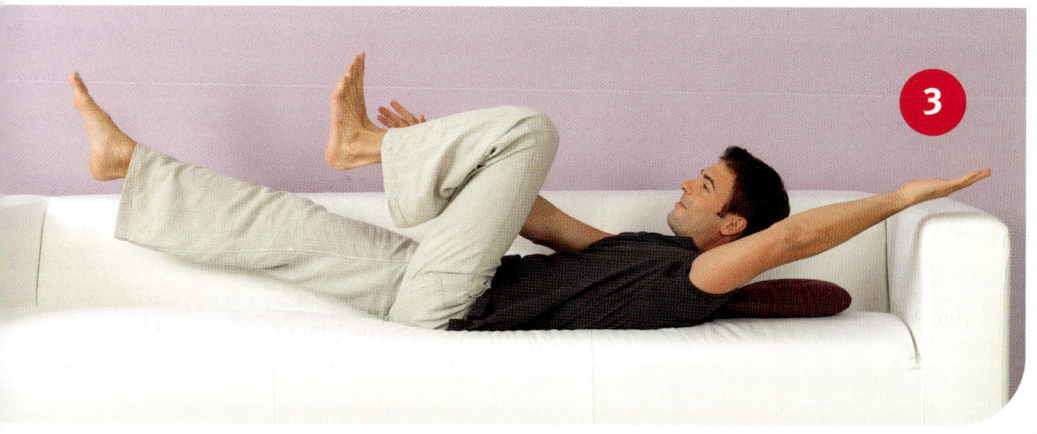

ÜBERLÄNGE – ANGENEHM DEHNEN

Nach jeder Übungseinheit ist es wohltuend, sich zu strecken und zu dehnen. Auch nach spannenden Stunden vorm Fernseher oder im Kinosessel sowie auf langen Reisen ist es uns ein Bedürfnis, uns zu räkeln und auszustrecken. Viele tun das ganz automatisch, um die beanspruchte Muskulatur wieder zu lockern. Auch gute Trainer beenden jede Sportstunde mit einer Runde Stretching. Das fördert die Erholung und beugt der Verkürzung von Muskeln vor.

Mit Muße stretchen

Die folgenden Dehnübungen sind besonders angenehm für alle, die viel sitzen müssen. Gerade Büromenschen, aber auch alle anderen, die im Job einseitigen Belastungen ausgesetzt sind, sollten sich immer wieder zwischendurch einmal ausstrecken, die Beine ausschütteln und sanft dehnen.

Die Dehnübungen der »Überlänge« können Sie jederzeit machen. Perfekt sind sie nach den Power-Übungen (siehe Seite 32–35) zur Erholung oder auch als Einzelprogramm, wenn es mal ein wenig entspannender zugehen soll.

Für Brust und Schulter

① Stellen Sie sich neben Ihr Sofa, nehmen Sie beide Arme gestreckt hinter den Rücken. Fassen Sie Ihre Hände hinter dem Po, die Handflächen zeigen dabei nach oben.

SANFTE DEHNUNG

Eine Dehnung ist dann richtig, **wenn sie gut zu spüren ist,** aber nicht schmerzt. Ist der Zug in der Muskulatur zu unangenehm, geben Sie ein Stückchen nach. Spüren Sie zu wenig, vergrößern Sie die Bewegung – am besten mit dem nächsten **Ausatmen.** Verlassen Sie sich dabei ganz auf sich. Sie sind Ihr Maßstab!

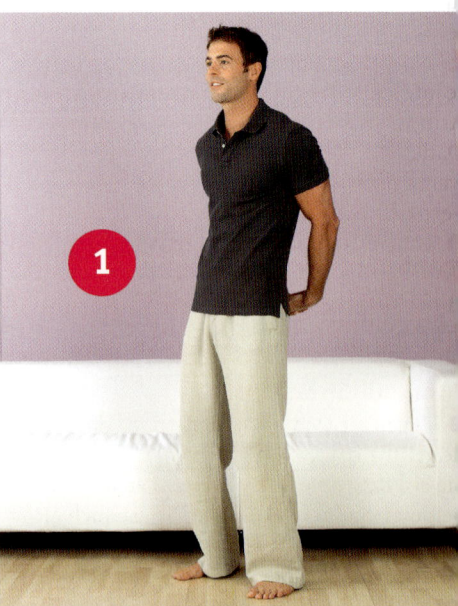

➥ Nun ziehen Sie die Arme nach oben in Richtung Kopf.

➥ Halten Sie die Dehnung etwa einen Werespot lang.

➥ Entspannen – und anschließend gleich noch einmal wiederholen.

Für den Trizeps

Können Sie Ihre Hände noch hinter dem Rücken anfassen? Mal mit der rechten Hand von oben, mal mit der linken? Die andere greift von unten hoch. Wer das kann, verfügt über eine gute Beweglichkeit der Schultern. Versuchen Sie diese zu erhalten – oder wieder herzustellen. Dabei hilft die folgende Übung:

➥ Strecken Sie im Stand beide Arme nach oben aus. Beugen Sie den rechten Arm, sodass die rechte Hand zwischen den Schulterblättern liegt.

2 Nun greifen Sie mit der linken Hand den rechten Ellenbogen und ziehen den rechten Arm vorsichtig und mit Gefühl nach links. Dadurch kann die rechte Hand noch ein wenig tiefer zwischen den Schulterblättern herunterwandern.

➥ Danach die Seiten wechseln.

3 Variation: Nehmen Sie ein Handtuch zu Hilfe. Mit der rechten Hand von oben greifen, die linke zieht von unten!

Für den Hüftbeuger

➥ Legen Sie sich rücklings auf Ihr Sofa, mit der Hüfte relativ nah an der Kante. Ziehen Sie ein Bein an den Bauch, greifen sie es mit beiden Händen, und ziehen Sie es noch ein Stückchen weiter zur Brust.

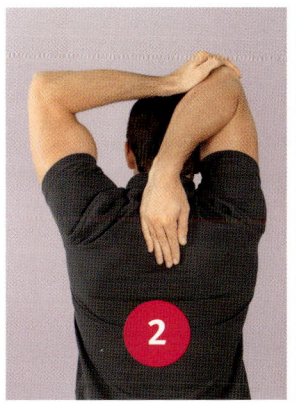
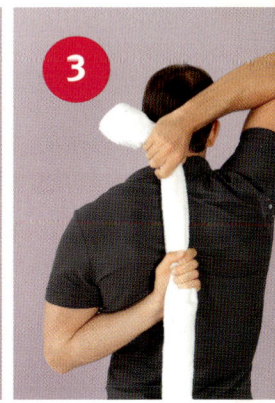

4 Lassen Sie das andere Bein nun gebeugt vom Sofa hängen, sodass Sie eine Dehnung vorne an der Hüfte spüren. Versuchen Sie sich in dieser Haltung etwa eine halbe Minute zu entspannen.

→ Umdrehen und die andere Seite dehnen.

Tipp: Bei einem sehr flachen Sofa kann es sein, dass Sie keine Dehnung spüren. Dann verlegen Sie diese Übung auf Ihr Bett.

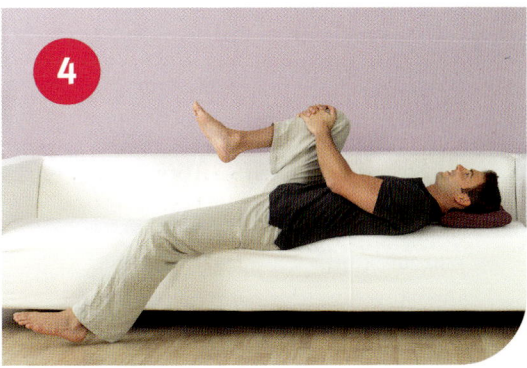

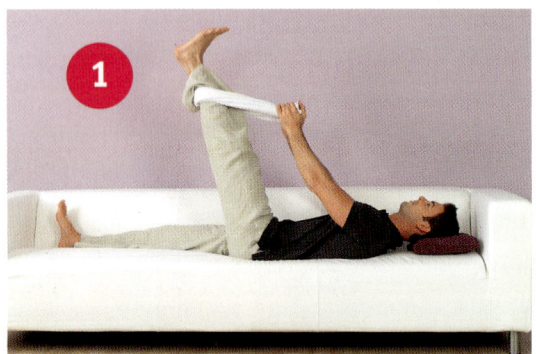

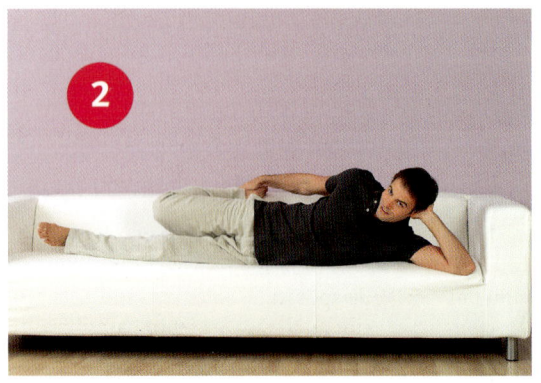

Für den Oberschenkel hinten

➜ Legen Sie sich wieder der Länge nach auf Ihr Sofa, strecken Sie das rechte Bein lang aus und das linke in die Luft.

➜ Nun das linke Bein an der Wade umfassen und Richtung Nase ziehen.

➜ Die Seiten wechseln.

Tipp: ❶ Sollten Sie Ihre Wade nicht greifen können, nehmen Sie ein Handtuch zu Hilfe.

Für den Oberschenkel vorne

❷ Legen Sie sich seitlich auf Ihr Sofa, stützen Sie den Kopf mit der unteren Hand bequem ab. Winkeln Sie das oben liegende Bein an, sodass die Ferse in Richtung Po zeigt, und greifen Sie mit der freien Hand den Fußspann.

➜ Nun das Bein noch ein wenig weiter in Richtung Po ziehen.

➜ Die Seiten wechseln.

ENTSPANNEN
NACH MASS

Wenn Sie unter akuten Rückenschmerzen leiden – zum Beispiel bei Hexenschuss –, hilft Ihnen die **Stufenlagerung.** Dazu legen Sie sich vor dem Sofa auf eine dicke Decke, sodass der Rücken gut gepolstert ist und warm bleibt. Dann legen Sie die Unterschenkel auf das Sofa. Sie sollten so hoch liegen, dass der **Winkel in Knie und Hüften jeweils 90 Grad** beträgt. In dieser Lage können Sie eine halbe bis eine Stunde lang entspannen.

Sind die Rückenschmerzen sehr einseitig, legen Sie sich auf die schmerzfreie Seite, mit einem **flachen Kissen oder einem Handtuch** unter der Taille. Zwischen die angewinkelten Knie und Unterschenkel packen Sie eine zusammengefaltete Decke. Diese Lagerung entlastet den gereizten **Ischiasnerv.**

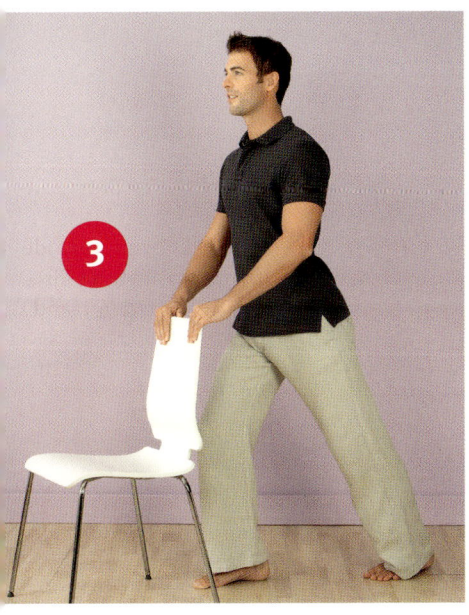

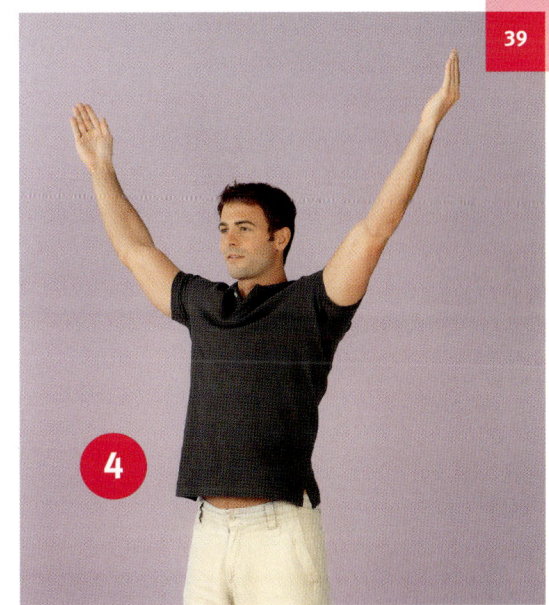

Für den Po

Jetzt passt die Dehnung für den Po von Seite 29 perfekt. Sie wissen doch noch:

➔ Rücklings auf das Sofa legen. Beine in der Luft übereinanderschlagen, mit den Armen den Oberschenkel des gestreckten Beines fassen und sanft heranziehen.

➔ Anschließend auf dem Sofa ausstrecken und nochmals lang machen. Eventuell mit einem kleinen Kissen unter der Lendenwirbelsäule entspannen.

Für die Waden

Stellen Sie sich hinter das Sofa oder einen Stuhl, und stützen Sie sich mit beiden Händen auf der Lehne ab. Sollte beides zu tief sein, stützen Sie sich an der Wand ab.

➔ Heben Sie ein Bein, und stellen Sie es gestreckt so weit zurück, dass Sie mit den Zehen auftippen können. Das Gewicht bleibt dabei auf dem vorderen Bein, das Knie des vorderen Beines ist gebeugt.

❸ Nun senken Sie langsam die Ferse des hinteren Beines, bis Sie eine angenehme Dehnung in der Wade spüren.

Das Gewicht bleibt auch in der Dehnphase auf dem vorderen Bein!

➔ Die Seiten wechseln.

Das Energy-X

❹ Stellen Sie sich aufrecht hin, die Beine sind leicht gegrätscht. Mit dem Einatmen die Arme über die Seiten nach oben führen und dabei strecken. Mit dem Ausatmen die Arme senken, dabei leicht zusammensinken und den Rücken rund werden lassen.

➔ Dreimal wiederholen. Beim letzten Mal besonders kräftig und laut ausatmen. Geschafft!

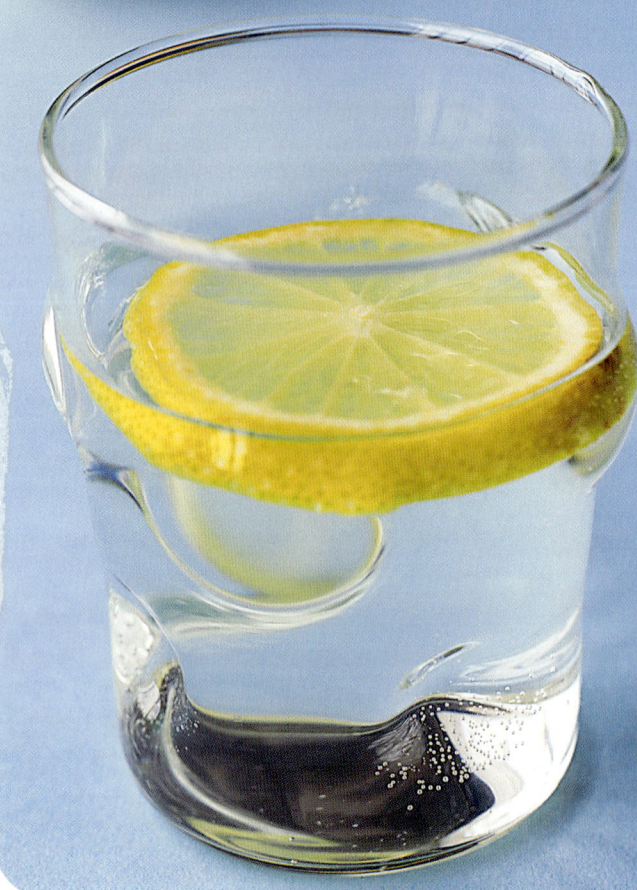

Nachspann

Großartig, wie aktiv Sie bereits geworden sind: Ihr Sofa wurde zum Trimmgerät, und Sie sind ständig in Bewegung. Damit sind Sie auf dem besten Weg, um wieder in Form zu kommen. Den positiven Effekt können Sie noch verstärken: mit neuen Lieblingsgetränken und gesunden Snacks.

DIE WASSERHYMNE

Wann immer man abends ins Programm schaltet: Es zischt aus dem Zapfhahn und schäumt in die Gläser, es prickelt und perlt. Jeder zweite Spot dreht sich um Bier oder Sekt, dazu gehen die Pizzen auf, das Baguette knuspert und der Käse schmilzt. Fettige Tiefkühlkost und fade Tütensuppen mutieren zum verführerischen Dinner. Kein Wunder, dass es uns dabei zum Kühlschrank zieht und in die Vorratskammer, wo Wein und Bier und Peanuts lauern. Und haben wir nicht noch ein Stück leckeren Camembert, das trefflich dazu passen würde? Da kommt dann eins zum anderen. Alkoholische Getränke sind am Abend besonders fatal. Zum einen hat Alkohol selbst reichlich Kalorien, und zwar 7 Kilokalorien pro Gramm. Das sind fast so viele wie bei Fett, das 9 Kilokalorien pro Gramm mitbringt. Eiweiß und Kohlenhydrate haben dagegen nur jeweils 4 Kilokalorien pro Gramm und meist mehr Volumen.

Ein halber Liter Maibock oder Schwarzbier ist damit eine echte Kalorienbombe (346 kcal pro 500 ml bei 8 % Alkohol). Dennoch bringt Alkohol kein Sättigungsgefühl, im Gegenteil: Alkohol macht zusätzlich Appetit. Deshalb wird er von Gastwirten gerne als Aperitif gereicht, damit die Gäste anschließend auch kräftig bestellen.

Ein weiterer Nachteil des Alkohols ist seine Blockadefunktion im Stoffwechsel. Nach dem Motto: »Zuerst weg mit dem Gift« wird er vorrangig abgebaut. Und das Fett bleibt liegen, selbst wenn Sie ansonsten sehr wenig

gegessen haben. Mit ein, zwei Fläschchen Bier oder zwei Vierteln Wein am Abend können Sie jede noch so ausgefeilte Diät torpedieren. Und wer will jetzt noch anstrengende Übungen machen?

Frische Alternativen

Es schmeckt aber so gut? – Richtig. Und darum gilt es leckere Alternativen zu entdecken. Zwischen einem Spätburgunder Rotwein und einem Kamillentee aus dem Teebeutel liegt die Welt der Getränke. Tee ist nicht gleich Tee. Und Wasser nicht gleich Wasser. Lernen Sie die Vielfalt der kalorienfreien Durstlöscher kennen – und Sie kommen Ihrer Bestform mit Siebenmeilenstiefeln näher!

GETRÄNKE IM VERGLEICH

Getränk	(kcal, jeweils pro 200 ml)
Wasser, Tee, Kaffee (pur)	0
Kaffee, mit Mich und Zucker	36
Alkoholfreies Bier	56
Orangensaft	82
Pilsner Lagerbier (5 % Alkohol)	86
Apfelwein (5 % Alkohol)	90
Cola	114
Weißwein (9–10 % Alkohol)	130
Doppelbockbier (8 % Alkohol)	138
Weinbrand (38 % Alkohol)	440

Durstlöscher

Im ersten Schritt sollten Sie den Alkohol reduzieren: Haben Sie Durst, trinken Sie zunächst ein großes Glas Wasser. Suchen Sie sich ein wohlschmeckendes neutrales Wasser aus. Wer nicht das Glück hat, in einer Bergregion zu wohnen, wo oft schon das Leitungswasser ein Genuss ist oder gar reines Quellwasser zu finden ist, sollte Mineralwasser kaufen. Bekömmlich sind dabei vor allem die stillen Wasser. Testen Sie unterschiedliche Marken. Wasser ist ein ideales Getränk: ohne jede Kalorie stillt es den Durst. Und es passt zu allen Speisen, ob süß oder salzig. Wer mag, kann den Geschmack mit einem Spritzer Zitronensaft (möglichst von Bio-Zitronen) oder einem Stückchen Obst variieren. Auch frische Minze schmeckt fein im Wasser.

Trinken Sie Wasser, bevor Sie ein Glas Wein genießen, oder Wasser und Wein parallel. Vielleicht mögen Sie auch Weinschorle? Eine Alternative für Biertrinker kann alkoholfreies Bier sein (140 kcal/500 ml). Auch das macht den Fernsehabend kalorienärmer.

Süße Geschmacksvarianten

Wer eher auf süße Getränke steht, kann inzwischen auch bei den Limonaden brauchbare Alternativen finden. Waren sie bislang mit rund zehn Gramm Zucker pro 100 Gramm viel zu süß und kalorienschwer, gibt es nun auch leichtere Varianten, die mit Fruchtsäften und Kräutern aromatisiert sind. Aber Vorsicht: Schauen Sie genau aufs Etikett! So enthält eine kleine Flasche (0,33 l) einer neuen Blutorange-Limonade noch 17 g und damit 19 Prozent

Zucker! Ihren Durst sollten Sie deshalb in erster Linie mit reinem Wasser stillen. Die Vorteile der alkoholfreien Alternativen sind unbestreitbar: Sie haben mehr Energie, um Ihre Übungen zu machen. Außerdem werden Sie anschließend erholsam schlafen: Bewegung und Getränke ohne Alkohol oder Koffein sorgen für eine geruhsame Nacht.

Tee-Geheimnisse

Auch der Tee ist ein lohnenswertes Forschungsobjekt. Und es ist selbst bei Kräutertee wichtig zu unterscheiden, ob er anregend oder beruhigend wirkt. Zu später Stunde sind Melisse oder Verbene oder auch spezielle Kräutermischungen für den Abend bekömmlich und lecker. Minze ist abends nicht geeignet, da sie anregt. Auch schwarzen oder grünen Tee sollten Sie am Abend meiden.

DIE GUTEN
BASEN

Lebensmittel und Getränke werden auch danach unterschieden, ob sie im Stoffwechsel **basisch oder sauer** reagieren. Während stilles Wasser und Kräutertee neutral beziehungsweise basisch sind, wirken alle kohlensäurehaltigen Getränke – wie der Name schon sagt – sauer. Säuren haben die meisten von uns jedoch sowieso zu viele. Also wirkt **stilles Wasser doppelt positiv** für unsere Gesundheit.

DAS KOCHDUELL

Abends, wenn der kleine Hunger kommt, werden wir häufig schwach. Etwas zu knabbern lässt den Fernsehabend erst so richtig rund erscheinen. Also her mit Chips und Flips! Oder?

Nein! Das Essen nebenbei ist eine Angewohnheit, die wir uns im Grunde auch wieder abgewöhnen können. Die Häppchen vor dem Fernseher sollten eher die Ausnahme und keineswegs die Regel sein. Ohne geht nicht? Dann schauen Sie doch mal, welch wunderbare Alternativen es gibt, die sehr lecker und kalorienarm sind – und zudem noch gesund. Teils sind sie fertig zu kaufen, teils werden sie mit wenig Aufwand selbst zubereitet. Probieren Sie die besten kalorienarmen Snacks aus unserer Versuchsküche!

Die Rezepte sind für jeweils zwei Personen. Sind Sie allein, halbieren Sie die angegebenen Mengen einfach. Erwarten Sie Besuch, können Sie die Rezepte sowohl in der Menge als auch bei den Zutaten leicht variieren.

Bemmchen mit Kräuter-Dip

Bemmchen – das sind geröstete Brotchips – gibt es in Naturkostläden und Biomärkten, und sie schmecken auch pur sehr lecker. Alternativ passt dünnes finnisches Vollkornknäckebrot oder ein anderes Crisp-Brot zum Dip, beide Sorten bringen neben Mineralstoffen auch wichtige Ballaststoffe mit. Italienfans knabbern Vollkorn-Crissini oder Knusperbrot aus Sardinien (pane musica).

Zutaten

Eine Handvoll frische Kräuter, gemischt, zum Beispiel Dill, Estragon, Zitronenmelisse und Schnittlauch
¼ Zwiebel
½ Packung (circa 100 g) Frischkäse light
150 g Joghurt (0,1 Prozent Fett)
eventuell etwas Milch oder Sahne
Salz, Pfeffer und Paprikapulver
Bemmchen (geröstete Brotchips aus Vollkornmehl)

❶ Aus Frischkäse und Joghurt eine geschmeidige Creme rühren (wer mag, kann sie noch mit einem Schuss Milch oder Sahne abrunden).
❷ Die Creme mit Salz, Pfeffer und Paprikapulver würzen.
❸ Kräuter und Zwiebel fein hacken und unterrühren.
❹ ½ Stunde ziehen lassen.

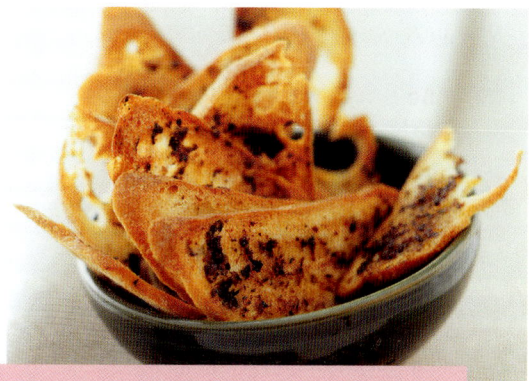

Weniger Fett und mehr Geschmack – Crisp-Brot ist die perfekte Alternative zu Chips und Co.

Quark – süß oder salzig?

Auch Quark lässt sich sehr gut als Dip anrühren. Kalorienarm geht das am besten mit Mineralwasser und Olivenöl.

Zutaten für die salzige Variante

250 g Quark (0,3 Prozent Fett)
ein Schuss Mineralwasser
1 Esslöffel Olivenöl
Salz
Cayennepfeffer
frische Kräuter, gemischt (zum Beispiel einen Bund Kräuter für Frankfurter Soße), alternativ eine Handvoll Sprossen

❶ Den Quark mit Mineralwasser und Olivenöl verrühren.
❷ Mit Salz und Cayennepfeffer scharf abschmecken.
❸ Frisch gehackte Kräuter oder Sprossen unterziehen.

Zutaten für die süße Variante

250 g Quark (0,3 Prozent Fett)
1 Glas Schattenmorellen
1 Vanillezucker

❶ Zuerst so viel Saft unterrühren wie nötig, damit der Quark cremig wird.
❷ Dann die Kirschen unterheben.
❸ Mit Vanillezucker abschmecken.

Noch feiner sind natürlich frische Beeren, zum Beispiel Himbeeren, die Sie vorher leicht einzuckern können, damit sie etwas Saft ziehen.

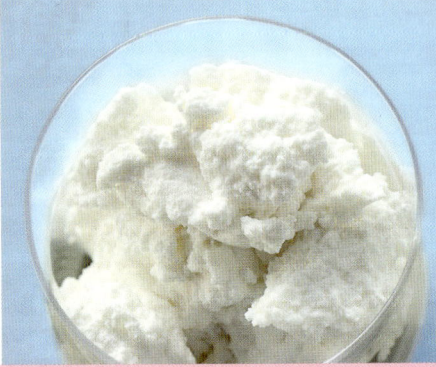

Quark ist nicht nur lecker, sondern enthält auch reichlich Kalzium und Eiweiß.

VON WEGEN LEICHT

Eine Packung Chips mit Crème-fraîche-Geschmack, die als »leicht« angepriesen wird, enthält 468 Kilokalorien pro 100 Gramm. Knuspert man die ganze Packung von 150 Gramm weg, hat man damit 702 Kalorien gefuttert, davon sind 36 Gramm Fett! Klassische Erdnussflips enthalten genauso viel Fett (24 Gramm Fett/100 Gramm) und ebenso viele Kalorien (476 kcal/100 Gramm). Chips und Flips sind also niemals leicht, egal was auf der Packung steht. Zum Vergleich: Die erwähnten Bemmchen (Sorte mit Sesam und Röstzwiebeln) haben 365 Kilokalorien pro 100 Gramm, davon sind 8,3 Gramm Fett. Möhren pur wiederum enthalten nur 28 Kilokalorien pro 100 Gramm, davon sind 0,2 Gramm Fett. Also bitte hier zugreifen!

Möhren-Chips

Ein wahrer Hit nicht nur für Kinder sind Chips aus Möhren oder einem anderen festen Wurzelgemüse wie Kohlrabi. Die Möhren-Chips können sofort roh geknabbert werden. Wer Möhrchen pur nicht mag oder Rohkost am Abend nicht mehr bekömmlich findet, kann sie in der Pfanne dünsten.

Zutaten
2–3 Möhren
1 Teelöffel Olivenöl
etwas Salz
evt. Pfeffer

❶ Die Möhren schälen und ganz dünn mit dem Gemüsehobel hobeln.
❷ Einen Teelöffel Olivenöl in einer beschichteten Pfanne erhitzen, die Möhren-Chips darin leicht andünsten.
❸ Nach Geschmack ein wenig salzen, wer mag, streut noch Pfeffer darüber.

Ideal zum Knabbern sind auch Paprikastreifen, Stangensellerie und Rote Bete. Oder Sie versuchen es einmal mit Gurkenscheiben, Radieschen, Rettich und Kürbis. Das Gemüse kann in Stifte geschnitten und mit einem Kräuter-Dip aus Quark oder Frischkäse (siehe Seite 43) kombiniert werden.
Werden Sie kreativ, und finden Sie Ihre eigenen Favoriten! Die Alternativen am Abend bringen Sie Schritt für Schritt Ihrem Ziel näher: zurück zur Bestform und zum Wohlbefinden. Viel Erfolg!

SPROSSEN-MIX

Vom Couch-Potato zum Müsli? Auch wenn Ihnen das vielleicht krass erscheint, sollten Sie einmal **Sprossen kosten.** Sie können Alfalfa-, Mungbohnen- und Linsensprossen frisch im Biomarkt kaufen oder die Sprossen in einem **Keimglas** selbst ziehen. Das geht **kinderleicht:** Keimsaat einfüllen, morgens und abends im Glas mit Wasser aufschütteln und wieder abtropfen lassen. Nach drei bis vier Tagen sind die Sprossen fertig. Sie schmecken nicht nur in Salaten, sondern **auch pur!**

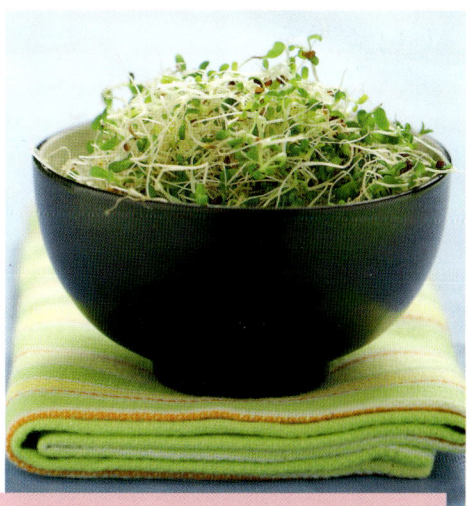

Viele Vitamine und Spurenelemente machen Sprossen zu kleinen Powerpaketen.

GESUCHT – GEFUNDEN

Buchtipps

Braumann, Klaus-Michael: *Die Heilkraft der Bewegung;* Hugendubel, München

Burger, Doris: *Power-Nordic-Walking;* Rowohlt Verlag, Reinbek

Felsenberg, Prof. Dr. med. Dieter/Runge, Dr. Martin: *Sanfter Muskelaufbau;* Knaur Verlag, München

Fischer, Ellen, Dr. med: *Endlich frei von Rückenschmerzen;* GRÄFE UND UNZER VERLAG, München

Grifka, Prof. Dr. Joachim: *Die kleine Knieschule;* Rowohlt Verlag, Reinbek

Hinz, Nicola: *Die Stunde der Waage;* Rowohlt Verlag, Reinbek

Klevers Kompass: *Kalorien & Fette;* GRÄFE UND UNZER VERLAG, München

Leibenger, Petra: *Sexy Body;* GRÄFE UND UNZER VERLAG, München

Moschke, Grit/Schmidt, Dr. Mathias R.: *Fitness für die Seele;* GRÄFE UND UNZER VERLAG, München

Schmauderer, Achim: *Wirbelsäulengymnastik;* GRÄFE UND UNZER VERLAG, München

Trunz-Carlisi, Elmar: *Praxisbuch Muskeltraining;* GRÄFE UND UNZER VERLAG, München

Tschirner, Thorsten: *8 Minuten sind genug;* GRÄFE UND UNZER VERLAG, München

Wacker, Sabine: Basenfasten; *Das Gesundheitserlebnis;* Haug-Verlag, Stuttgart

Hilfreiche Adressen

Deutsche Gesellschaft für Sportmedizin und Prävention e.V.
Hugstetter Straße 55
79106 Freiburg
www.dgsp.de

Deutsche Gesellschaft für Ernährung (DGE)
Godesberger Allee 18
53175 Bonn
www.dge.de

Österreichische Gesellschaft für Ernährung (ÖGE)
Zaunergasse 1–3
A-1030 Wien
www.oege.at

Schweizerische Gesellschaft für Ernährung
Effingerstr.2
CH-3001 Bern
www.sge.ssn.ch

Internetlinks
www.Bausinger.de
 (Yogamatten, kleine Kissen und mehr)

www.laufwerk-hamburg.de
(Walkingkurse auch für XXL)

www.leichtathletik.de
(»DLV-Treffs«: Walking- und Lauftreffs bundesweit)

www.mobilis-programm.de
(Programme zum Abnehmen)

www.nwunion.de
(Infos rund um den sanften Sport)

www.gu-online.de

Sachregister

Alle Übungsnamen sind *kursiv* gedruckt.

Über die Autorin

Doris Burger ist Sportwissenschaftlerin (M.A.) und Journalistin. Sie war Redakteurin bei Cosmopolitan und Textchefin bei Fit for Fun. Seit 1995 lebt sie als freie Autorin und Redakteurin in Hamburg und veröffentlicht erfolgreiche Sachbu_ _er. In ihren Sportgruppen _ _ittelt sie nicht nur Technik _ _Taktik, sondern auch die Lust _ _er Bewegung. Seit 2005 ist _ _e lizenzierte Nordic-Walking-_ _ainerin: www.dorisburger.de

_ank

_ür die fachliche Beratung und die _ertvollen Anregungen danke ich _hristina Lehnigk, Krankengym-_ _astin in Hamburg-Bergedorf. _ _sa Schlichting-Lange aus Leip-_ _g gilt mein Dank für die Tipps _um Thema Häppchen.

_ichtiger Hinweis

Die Ratschläge des vorliegenden _uches wurden sorgfältig recherchiert und haben sich in der Praxis bewährt. Alle Leserinnen und Leser sind jedoch aufgefordert, selbst zu entscheiden, ob und inwieweit sie die Anregungen aus diesem Buch umsetzen wollen. Autorin und Verlag übernehmen keine Haftung für die Resultate.

Bildnachweis

Coverbild: Jump
Fotoproduktion: Tom Roch
Weitere Fotos: Mauritius: S. 3, S. 40; Stockfood: S. 43, 44, 45

Impressum

© 2009 GRÄFE UND UNZER VERLAG GmbH, München
Alle Rechte vorbehalten. Nachdruck, auch auszugsweise, sowie Verbreitung durch Film, Funk, Fernsehen und Internet, durch fotomechanische Wiedergabe, Tonträger und Datenverarbeitungssysteme jeder Art nur mit schriftlicher Genehmigung des Verlages.

Programmleitung:
Ulrich Ehrlenspiel
Redaktion: Yvonne Schnur, Nikola Hirmer
Lektorat: Irmela Sommer
Bildredaktion: Henrike Schechter
Satz: Christopher Hammond
Layout und Umschlagsgestaltung: independent Medien-Design; Claudia Hautkappe
Herstellung: Gloria Pall
Lithos: Longo AG, Bozen
Druck/Bindung: Kaufmann, Lahr

ISBN 978-3-8338-1040-4

1. Auflage 2009

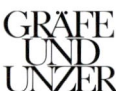

GRÄFE UND UNZER

Ein Unternehmen der
GANSKE VERLAGSGRUPPE

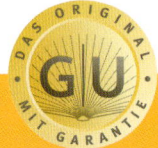

DAS ORIGINAL
GU
MIT GARANTIE

Unsere Garantie

Alle Informationen in diesem Ratgeber sind sorgfältig und gewissenhaft geprüft. Sollte dennoch einmal ein Fehler enthalten sein, schicken Sie uns das Buch mit dem entsprechenden Hinweis an unseren Leserservice zurück. Wir tauschen Ihnen den GU-Ratgeber gegen einen anderen zum gleichen oder ähnlichen Thema um.

Liebe Leserin und lieber Leser,

wir freuen uns, dass Sie sich für ein GU-Buch entschieden haben. Mit Ihrem Kauf setzen Sie auf die Qualität, Kompetenz und Aktualität unserer Ratgeber. Dafür sagen wir Danke! Wir wollen als führender Ratgeberverlag noch besser werden. Daher ist uns Ihre Meinung wichtig. Bitte senden Sie uns Ihre Anregungen, Ihre Kritik oder Ihr Lob zu unseren Büchern. Haben Sie Fragen oder benötigen Sie weiteren Rat zum Thema? Wir freuen uns auf Ihre Nachricht!

Wir sind für Sie da!
Montag–Donnerstag: 8.00–18.00 Uhr
Freitag: 8.00–16.00 Uhr
Tel.: 0180-5 00 50 54* *(0,14 €/Min. aus
Fax: 0180-5 01 20 54* dem dt. Festnetz/
E-Mail: Mobilfunkpreise
können abweichen.)
leserservice@graefe-und-unzer.de

P.S.: Wollen Sie noch mehr Aktuelles von GU wissen, dann abonnieren Sie doch unseren kostenlosen GU-Online-Newsletter und/oder unsere kostenlosen Kundenmagazine.

GRÄFE UND UNZER VERLAG
Leserservice
Postfach 86 03 13
81630 München